爱护孩子的眼睛
给孩子一个清澈、明亮、美好的世界

近视防控
焦点问题知多少
你问我答

主编 迟 蕙　　　顾问 谢培英

U0233516

北京大学医学出版社

JINSHI FANGKONG JIAODIAN WENTI
ZHI DUOSHAO——NIWEN WODA

图书在版编目（CIP）数据

近视防控焦点问题知多少：你问我答 / 迟蕙主编.
北京：北京大学医学出版社，2025. 1. --ISBN 978-7
-5659-3350-9

Ⅰ．R778.1-44

中国国家版本馆CIP数据核字第2025SL2394号

近视防控焦点问题知多少——你问我答

主　　编：迟　蕙

出版发行：北京大学医学出版社

地　　址：（100191）北京市海淀区学院路38号　北京大学医学部院内

电　　话：发行部 010-82802230；图书邮购 010-82802495

网　　址：http://www.pumpress.com.cn

E-mail：booksale@bjmu.edu.cn

印　　刷：北京瑞达方舟印务有限公司

经　　销：新华书店

责任编辑：张李娜　责任校对：靳新强　责任印制：李　啸

开　　本：787 mm×1092 mm　1/32　印张：5　字数：120千字

版　　次：2025年1月第1版　2025年1月第1次印刷

书　　号：ISBN 978-7-5659-3350-9

定　　价：20.00元

编委会

○○ 序

目前，我国中小学生近视发生率逐年增加，近视防控刻不容缓。我们要做到专项干预，科学指导防控，让学生、家长、教师都了解科学用眼、护眼知识，养成良好的用眼习惯，为每个孩子都制订个性化的近视防控方案。

此外，还有一些近视的孩子及其家长，对于近视的认识存在很多误区，比如，"近视不是病，不用担心，随便配副眼镜就看清了""近视不用担心，将来做个手术就好了""戴眼镜会使近视度数越来越深""戴眼镜会使眼球突出"。这些都是错误的认识，这些误区会使一些孩子错过近视防控的最好时机，可能发展为不可逆的高度近视，影响以后的生活。

高度近视不仅使患者看不清远处的物体，还会引起多种不可逆的致盲并发症，如青光眼、白内障，特别是视网膜变性、黄斑出血、视网膜裂孔、视网膜脱离、巩膜葡萄肿。因此，需要我们一起努力降低高度近视的发生率，减少并发症。

在长期的一线工作中，我们面对的孩子及其家长提出了各种各样的问题。众多临床一线的医师、验光师、验配师和护师们收集各类问题，详细解答，共同编著了这本手册。我们努力使本书成为一本全面、通俗、易懂、实用的手册。

这本书对儿童眼生长发育、近视的发生发展、科学防控近视的方法、用眼注意事项等各个方面问题做了详细的解答。无论您在近视防控方面遇到什么问题，总能在本书中找到答案。读完这本手册，相信家长们一定会更有信心，陪着孩子一起成长，跑完这场近视防控马拉松。

让我们一起爱护孩子的眼睛，给孩子一个清澈、明亮、美好的世界。

谢培英

2024 年 5 月

○○ 前言
——本书的"说明书"

亲爱的家长和小朋友：

如何管理好孩子眼睛的健康，如何让孩子远离近视，特别是高度近视，需要我们全身心地投入努力。在日常临床工作中，经常有孩子及其家长提出关于近视防控的各种问题，因门诊时间有限，医师只能就事论事地简单回答。今天终于有机会将临床一线工作的医师、验配师、训练师、护师的临床经验毫无保留地分享给大家，希望能对大家有帮助。

怎样阅读这本书？

当您拿到这本书时，可以先快速浏览本书，大概了解本书的梗概，当遇到问题时，可以像查字典一样，在本书中查找答案。

本书分为六大部分，分别为：儿童视觉发育和近视管理，验光和框架眼镜矫正，双眼视和视觉训练，角膜塑形镜，功能性框架眼镜，低浓度阿托品在近视管理应用中的相关问题。本书涵盖内容广泛，以问答的形式阐述了儿童眼睛的生长发育，近视的发生发展过程（近视是怎样产生的），如何在儿童生长发育的不同阶段保护视力，发生近视后怎样选择矫正方法，怎样控制近视度数的快速增长，怎样预防发展为高度近视，儿童生长发育的关键期（比如幼升小、小升初、中考、高考等不同阶段）应该怎样保护眼睛防止近视度数的快速增长，配戴不同矫正眼镜时遇到问题怎样解决等。

大家可以把这本书当作一本字典样工具书来使用，当生长发育、爱眼护眼过程中遇到问题时，在本书中总有一个答案可以解决您的问题。

　　希望这本小册子能成为您的"口袋书"，您可以随时拿出来查阅、翻看，随时为您排忧解难。

　　祝愿所有的孩子都有一双明亮健康的眼睛！

迟蕙

2024 年 5 月

○○ **目录**

◉ 第一章　儿童视觉发育和近视管理

第一节　儿童视觉发育

第二节 近视管理

第二章　验光和框架眼镜矫正

第三章　双眼视和视觉训练

⊙ 第四章　角膜塑形镜

第五章　功能性框架眼镜

第六章　低浓度阿托品在近视管理应用中的相关问题

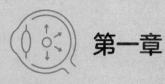

第一章

儿童视觉发育和近视管理

第一节　儿童视觉发育

目前近视初发年龄窗口前移，儿童高度近视发病率升高，由高度近视引起的近视并发症已经成为危害儿童眼健康的重要原因。关注儿童视觉发育刻不容缓。

一、基础知识

1　什么是眼睛体检结果的正常值参考范围？

答　眼睛体检结果的正常值参考范围可以理解成整体健康人群的平均值范围。

正常值参考范围是用来表示健康人群人体结构、脏器功能和代谢水平的解剖、生理、生物化学指标的总体均数区间，一般情况下采用人群检测结果的中间 95% 区间范围作为参考区间（正常范围），如视力、眼压、眼轴长度。

2　眼睛是怎样看到东西的？

答　眼睛就像一架精密的摄像机。我们是通过这架"摄像机"看到外部世界的。

眼睛里面有一个"镜头组"（各种屈光成分：角膜、晶状体和玻璃体），光线通过这一"镜头组"的折射，成像在视网膜上。在这个过程中，角膜就相当于摄像机镜头组的第一片镜片，瞳孔相当于光圈，晶状体相当于可自动调整焦距的变焦镜头，通过晶状体的调节将远近不同的物体成像在视网膜上，视网膜相当于摄像机的数字背板，起感光作用，视网膜的生物化学反应将光信号转变成电信号，并由视神经传递给大脑，这样我们就可以看清外界的物体了。

3　人为什么要长两只眼？

答　两只眼一起使用才能观察到真实的外部世界。

我们现在可以闭上一只眼观察眼前的物体，再睁开另一只眼来对比一下单眼和双眼看东西的不同。我们会发现双眼能看到的范围比单眼更广阔，还会发现左眼和右眼观察事物的角度会有细微的差别。当双眼同时看物体时，大脑就会将两只眼观察到的图像进行协调、整合，使我们可以看到一个单一的、完整的、具有深度感和立体感的图像。只有两只眼协同使用，我们才可以准确判断和感知立体的外界事物。

4　两只眼看东西与一只眼看东西有什么不同？

答　我们拥有两只眼，为视觉功能提供了非常多的好处。两只眼同时看外部世界的一个物体，感知为单一物像的过程，称为双眼视觉。双眼视觉优于单眼视觉，双眼看东西增加视觉分辨率、扩大视野范围，具有三维立体感。双眼视力比单眼视力好，各眼所获取的信息相加可以产生超越单眼的双眼视觉功能。

5 什么是立体视觉？两只眼度数不同会影响立体视觉发育吗？

答　立体视觉是眼睛感知外界物体的形态、远近、高低、深浅的能力。只有两只眼同时使用才能形成立体视觉。两眼同时观看同一个外界物体时，所形成的物像间的距离约为60～65 mm，两眼看到的图像不完全一样，稍有差异的图像成像在每只眼的视网膜上，经过大脑的处理，将双眼视觉信息精确整合，形成良好的具有层次和深度的完整图像，这就是立体视觉。

如果两只眼度数差别大，通过眼镜矫正时，因为近视镜在不同度数的放大倍率不同，在视网膜上形成的物像的大小相差大，大脑接收到双眼的信息不一致，对双眼信息的整合困难，大脑会自动选择单眼的物像进行识别，不形成立体视觉，影响儿童立体视觉的发育。人类的立体视觉发育在4～6岁时完成，如果在这个年龄段双眼度数相差太多，就会影响立体视觉的形成，终身没有立体视觉。

6 儿童的立体视觉需要从几岁开始关注？

答　关注儿童的立体视觉需要在一出生就开始。

从出生后到6岁，随年龄的增长双眼视觉功能逐步发育成熟，立体视觉随双眼视觉的发育逐渐形成。如果儿童患有单眼先天性眼部疾病，出生时伴有一只眼视觉低下或障碍，在生长发育过程中没有形成两只眼同时观看的能力，就不能形成双眼视觉和立体视觉，例如，先天性白内障、先天性单眼高度近视、先天性单眼高度远视。双眼视觉、立体视觉障碍直接影响儿童对外部世界的认知和感知功能，影响儿童的运动功能。如上所述，人类的立体视觉在 4~6 岁时发育完成，因此，越早发现眼部疾病，越早治疗，越早开始同时使用双眼，越有利于形成双眼视觉和立体视觉。关注视觉健康应从出生开始。

7　两只眼视力不同影响儿童视觉发育吗？需要注意什么？

答　两只眼视力不同可见于多种情况，有些情况只需要进行随访观察，而有些则需要尽快进行相应处理，否则会影响儿童双眼视觉和立体视觉的发育，甚至可能会导致斜视、弱视、严重的屈光参差等。

①　双眼感觉清晰度不同，但经过检查，视力相差不大且都在正常视力范围内，比如一只眼视力 1.2，另一只眼 1.0，虽然视力不同，但仅存在较小差异，且都在正常范围，此种情况没有特殊不适不需要处理，定期观察监测即可。

②　视力检查时双眼相差两行或两行以上，且单眼无法达到正常视力，此时需要进行验光检查，如果是因为两只眼屈光度数不同造成视力不同，我们需要进行屈光矫正（配戴近视或远视眼镜），使得两只眼的视力达到同一水平。

③　经过屈光矫正，双眼视力无法达到一致时则需要进一步检查，排除其他影响视力的眼病。

④　如果发现其他异常，需要尽快去专科医院进行检查和治疗。尽量做到早发现、早干预。

8　关注儿童的视力需要从几岁开始?

答　视力评估需要从出生时开始。

不同年龄段视力检查方法不同,需要请眼科专业保健人员进行检查。

儿童的视力发育和身体其他器官发育一样,有一个逐渐完善的过程。婴儿一出生就有光感,可以看到眼前的物体,随着身体的发育,双眼不断接受外界光线的刺激,视功能迅速发育,5~6 岁就已经接近成人。研究表明,儿童正常视力参考值下限是: 3 岁为 0.5, 4~5 岁为 0.6, 6~7 岁为 0.6~0.8, 7 岁以上为 0.8~1.0。但如果两眼最佳矫正视力相差 2 行或更多,较差的一眼应引起重视。

以下情况需要特别关注:

① 早产儿。

② 有斜视、弱视、高度屈光不正和其他遗传性眼病家族史等。

③ 眼睛外观或视觉表现有任何异常。

9　儿童生长发育的关键期(幼升小、小升初、中考、高考等不同阶段)应该怎样防止近视度数的快速增长?

答　眼睛生长发育的关键阶段分别是: 3 岁之前, 3~6 岁, 7~12 岁, 13~18 岁, 18 岁以上。

从孩子一出生我们就要关注眼睛的发育。3岁之前主要关注先天性疾病，如先天性白内障、早产儿视网膜病变。1岁以内每3个月检查一次眼睛，1岁以后可以每3~6个月检查一次。可以在社区医院或附近的专业眼科诊所建立视觉健康档案。对先天性眼病做到早发现、早干预。

3~6岁要开始关注视觉发育，定期体检，避免长时间近距离阅读，在学习和近距离用眼时要遵循"20-20-20法则"[近距离用眼20分钟，向20英尺（约6m）以外的地方远眺20秒]。需要特别注意的是近距离用眼，所有50cm以内的活动都是近距离，比如，看书、写字、画画、下棋、弹琴、拼装玩具、看手机、玩电脑游戏。每日间断户外活动大于3小时，每日睡眠10小时以上，均衡饮食（不挑食、不偏食），调整糖的摄入（少喝饮料，减少纯果汁，少吃含糖食品），注意书桌和台灯的使用（需要有足够的亮度），调整坐姿做到"三个一"（胸离桌面边缘一拳，眼睛离书面一尺，握笔手指尖离笔尖一寸），养成良好的用眼习惯。每6个月检查一次视力，如果发现远视储备不足，请听从医师的建议每3个月检查一次。

7~12岁是儿童快速生长发育阶段，也是近视发生发展的关键时期，用眼注意事项与3~6岁相同，儿童学习、用眼负担加重，每天睡眠时间应大于9小时，每日累计户外活动时间大于2小时。尽量多参加户外体育活动，选择儿童喜欢的项目，户外比室内的好，动比不动好。每3个月检查一次视力，根据检查结果及时与医师交流，选择最适合儿童的个体化干预措施。

13~18岁是儿童经历中考和高考的关键时期，也是用眼负担最重的阶段，需要每3~6个月检查视力一次，与医师讨论注意事项，合理、个性化地管理视力，防止近视发展。

18 岁以后儿童的生长发育基本停止，近视度数也逐渐趋于稳定，大部分近视度数不再增长。但是，目前的用眼环境差，电子产品使用过多，大部分年轻人户外活动少，睡眠不足，高强度近距离用眼过度，都会加重眼睛负担，视疲劳加重，有些人的近视度数还会缓慢增加，所以并不是到 18 岁就不用关注眼睛了。眼睛需要我们的终身呵护，每年都需要做眼睛健康体检。

二、远视储备

眼球的远视储备是儿童生长发育过程中眼轴长度和角膜及晶状体屈光力等参数之间动态匹配的结果，各个参数受遗传因素和儿童生长发育环境条件等因素影响。关注儿童生长发育和远视储备的变化，可以更好地了解儿童近视发生发展的规律，尽早控制近视发生。

10　什么是远视储备？

答 正常情况下，新生儿眼球较小，眼球的前后径比水平径短，呈现远视状态，屈光度平均为 +2.50 D ~ +3.00 D（远视），这种生理性远视称为"远视储备"。

随着年龄的增长，儿童远视储备逐渐减少，15 岁时发育完成，形成"正视眼"，这个过程被称作"正视化"。如果远视储备提前消耗完，眼睛发生近视，则进入"近视化"进程。

发育期儿童如果户外活动太少，睡眠不足，营养单一，过早、过多地高强度近距离用眼，就会使正视化过程提前完成。比如，6岁前就已经消耗完远视储备，进入"近视化"进程，发生近视。远视储备是"对抗"眼睛发展为近视的预留期，所以保留合适的远视储备非常重要。

11　远视储备的检测方法是什么？

答　散瞳验光。

　　远视储备是眼睛的真实屈光度数，需要通过验光检测。最精准的远视储备量需在睫状肌充分麻痹后验光得出（也就是俗称的"散瞳验光"）。具体何时进行散瞳验光，使用什么药物散瞳验光，需要到正规的医疗机构进行详细检查后，听从医师的建议。

12　儿童还有多少度远视储备时就必须要做近视防控了？

答　近视防控从儿童出生时开始。

　　6~15岁儿童的远视储备小于同龄儿童的参考区间，如8岁儿童的平均远视储备小于+1.50 D，就是可能发生近视的信号。每个儿童从出生开始就应该在医疗机构建立专业的视觉健康档案，每3~6个月进行一次体检，听从专业医师的指导，根据儿童年龄、屈光状态、眼表状态、生活方式等选择不同的防止近视发生发展的方法。近视防控是一个长期的过程，在生长发育的全周期都需要重视。

三、眼轴和角膜曲率

眼轴是指眼球从前到后的纵向长度。出生时平均眼轴长度为 16.50 mm，3 周岁之内生长发育较快，3~15 岁随身高的增长缓慢增长，成年后停止增长。眼轴长度的测量在临床上被用作儿童生长发育的客观筛查指标，需要定期关注。

角膜曲率是角膜的弯曲度，用角膜曲率半径表示，可通过角膜曲率检测仪器检测。学龄期儿童的角膜曲率已经接近成人。

13 什么是眼轴？为什么每次体检医师都要求儿童检查眼轴？

答 眼轴是眼球从前到后的长度。

眼轴和身高一样在儿童生长发育的进程中随着年龄增长慢慢变长，成年后逐渐趋于稳定，停止生长。

出生时，婴儿的眼轴短，眼球的前后径小于水平径，呈现前后方向的扁球形，光线进入眼睛后聚焦在视网膜后方，所以婴幼儿多呈远视状态。随着生长发育，眼球前后径的生长速度大于水平径，生长发育完成时，眼球的前后径和水平径基本相同，眼球呈现圆球形，光线进入眼睛后聚焦在视网膜上，使我们可以看到清晰的世界，这就是眼球的正视化过程（图1）。

如果在儿童生长发育进程中，长时间近距离用眼过多，长时间居家而没有适当的户外活动，睡眠不足，偏食、挑食等，眼球前后径的增长速度大于水平径，且在没有成年时就

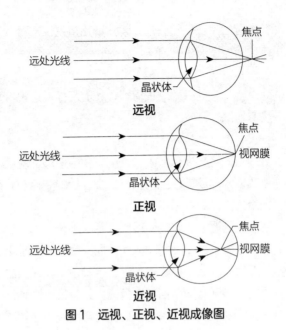

图 1　远视、正视、近视成像图

超出水平径的长度，使眼球呈现前后方向的长球形，光线进入眼睛后聚焦在视网膜前方，此时就发生了近视。

　　眼轴的增长速度是医师判断儿童是否有近视风险的关键指标，不同年龄、不同情况的儿童需要检查眼轴的时间周期不同，所以每次体检时要听从医师安排检查眼轴。

14　儿童需要多长时间检查一次眼轴？

答　常规推荐每 3~6 个月检查一次眼轴。

　　不同年龄、不同发育阶段的儿童眼轴增长速度不同，每次体检时需要听从医师的安排，在儿童生长发育的不同阶段，根据需要定期检查。

每次检查后家长需和医师一起分析儿童生长发育情况，共同商讨预防近视发生的方法。

15 为什么儿童的眼轴增长得很快，医师却说近视度数没有加深？

答 眼睛的屈光度数变化是眼轴长度与角膜形态、晶状体屈光力等参数之间的动态匹配结果，各个参数的变化都会影响眼睛屈光度的变化。

从新生儿到逐渐成年的阶段眼轴越来越长，同时随着年龄的增加，角膜会越来越平、晶状体屈光度会越来越小，这个时候并没有伴随近视度数的加深，也就是说，在人眼的正视化进程中，眼球有一个自然发育增大的过程，眼轴也呈现逐渐增加。眼轴生长发育的基本规律是年龄越小增长越快。所以并不是眼轴增长就代表度数加深。

只有在眼轴增长速度大于身体生长速度时近视度数才加深，所以在关注眼轴增长的同时一定关注儿童身体发育，追求两者平衡，让儿童健康成长。

16 为什么近视度数并不高，医师却说是高度近视的眼轴，需要特别关注？

答 为什么有些人近视度数很高，眼轴却不长？而有些人眼轴很长，近视度数却不高呢？

近视分为轴性近视和屈光性近视，屈光性近视又包括曲率性近视、屈光指数性近视和调节性近视。

调节性近视也就是我们常说的假性近视，不需要矫正，可以规律地做调节训练，注意用眼习惯和户外活动，定期随访复查监控即可。

眼球屈光力异常导致的近视为曲率性近视。角膜越陡峭，光线通过角膜后折射越多，成像就越靠前（向前远离视网膜），表现出的近视度数就越高。所以有些患者眼轴并不长，甚至和正常人差不多，却呈现高度近视。反之，角膜越平坦，光线通过角膜后折射越少，成像就越靠后（向前接近视网膜），表现出的近视度数就越低。眼轴变长导致的近视为轴性近视。有些人眼轴很长，但角膜很平，对光线的折射能力低，聚焦距离远，成像接近于长眼轴的视网膜，眼轴增长的近视化过程被平坦角膜的低折射能力抵消了，这样就显现出近视度数不高，眼轴却很长的情况。

正常眼轴为 22~24 mm，轴性近视患者眼轴不断增长，当眼轴的长度超过 26 mm 时，眼球壁各层组织均发生薄化，引发各类并发症，如视网膜动脉静脉变细变直、豹纹状眼底、玻璃体混浊、眼底出血、黄斑变性，甚至视网膜裂孔、视网膜脱离、后巩膜葡萄肿、青光眼、白内障等。

所以有些儿童的近视度数并不高，但眼轴已经是高度近视的长度了，需要引起高度关注和重视。

17 同是近视 500 度，为什么医师却说近视并发症的风险不同？

答 近视并发症与眼轴长度直接相关，眼轴越长，近视并发症发生率越高。同是 500 度，曲率性近视患者眼轴可能是 24 mm，接近正常眼轴，并发症发生率低；轴性近视患者眼轴可能已经超过 26 mm，眼球壁各层均已经变薄，并发症发生风险高，甚至已经开始出现并发症，需要高度重视。

> **18** 寒暑假时，儿童不上学，学习负担不重，为什么眼轴反而增长得多？

答 ① 寒暑假天气寒冷或炎热，户外活动时间相比春秋季学期内减少，在同一天内，户外活动的时间段也常常过于集中，不够分散。

② 虽然寒暑假没有学校系统的学习，但是网络课程和培训课程还是会占据儿童大量的时间，并且这些课程多为近距离、长时间的用眼方式。

③ 当代人的生活习惯对比以前发生了很多变化，儿童在完成了大量的学习任务之后，休闲休息的方式多为阅读课外书、观看娱乐视频、玩电子游戏等，这种连续的视近，对眼睛来说，无法得到真正的休息。

家长在假期应注意合理安排儿童的作息时间、补习课的时间和内容，尽量增加户外的运动课程，做好劳逸结合，避免寒暑假眼轴和近视度数猛增的情况。

四、遗传因素

19 近视遗传吗？哪些儿童更容易发生近视？

答 近视的发生发展受遗传因素影响。目前近视相关的基因研究和群体研究都证实近视具有遗传性，且随着父母近视度数的增高而增加。父母都患有近视，且一方或双方为高度近视，儿童患高度近视的概率更大。

近视的发生也受环境因素的影响，并不是所有近视患者的孩子一定会患近视。我们不能排除一些儿童的近视受父母生活习惯的影响，比如父母不习惯外出，习惯长时间读书，儿童可能会跟着一起长时间读书，近视的可能性就会增大。但是从医学上讲，比起那些父母的视力都正常的儿童，父母患高度近视的儿童，患近视的概率更大，因此父母均患近视的家庭更应该注意儿童的用眼习惯和生活习惯，让儿童远离近视发生的环境。

以下情况可能更容易发生近视：

① 父母一方或双方是高度近视，其子女发生高度近视的可能性更大。

② 长时间、高强度、近距离用眼。比如，长时间阅读、玩拼装玩具、弹琴、画画、写字、下棋。

③ 较长时间使用电子产品。年龄越小，就越要减少每一次使用电子屏幕的时间，比如，禁止 3 岁以下儿童使用电子屏幕；3~6 岁儿童每次使用电子屏幕不超过 15 分钟，且每天不超过 2 次；6 岁以上儿童使用电子屏幕需要每 20~30 分钟休息 5 分钟，使用电子屏幕时间尽量减少。

④ 睡眠不足。每日睡眠时间要求：3~6 岁儿童需要超过 10 小时，7~12 岁儿童确保 10 小时，13~16 岁儿童确保 9 小时，16 岁以上确保 8 小时。

⑤ 缺乏户外运动。每日累计户外活动时间需要超过 2 小时（学龄前儿童需要超过 3 小时），且分次户外活动比一次性户外活动更好，每一次户外活动超过 15 分钟。

⑥ 偏食，挑食，爱吃甜食。人类是杂食动物，我们需要什么食物都吃，做到营养均衡。避免吃过多甜食。儿童不建议食用任何保健品。

第二节 近视管理

目前近视的发病率较高且逐年低龄化，儿童过早发生近视且未能个性化、规范化矫正，可导致近视度数的快速增加并出现相应并发症。规范的近视防治刻不容缓。建立视觉健康档案，做到早发现、早控制，可以减少高度近视和病理性近视的发生。

一、建立视觉健康档案

儿童视觉发育过程的每个阶段均需要加强管理。建立视觉健康档案，每 3 个月体检一次。

我们可以将视觉发育简单分为 2 个阶段，即未发生近视阶段和已经发生近视阶段。

未发生近视阶段的主要任务是通过健康的生活管理和用眼管理减缓眼睛的近视化进程。

已发生近视的儿童，为防止其近视度数增长，需在正规医疗机构认真检查，正确验光，针对每个近视儿童制订具体的个性化矫正方案。

20 什么是视觉健康档案？在哪里建档比较合适？需要注意什么？

答 ❶ 视觉健康档案是针对每一个儿童定期、定点、专业的视觉健康检查，并经过专业医师分析解读，长期留存的个体视觉发育资料。

② 去正规眼科医疗机构，在眼科医师及专业视光师的指导下进行全面的眼部检查，然后眼科医师根据检查数据给出个性化眼健康管理建议，建立视觉健康档案。

③ 去离家近、专业、稳定的社区医疗机构建档，定期体检，并得到专业医师的指导，不用花费很多时间和精力，容易坚持。

近视是不可逆的，控制近视的关键在于早发现、早干预。儿童的视觉发育有一定的规律，每个阶段有其合理的屈光范围，定期监测儿童视觉发育状态，能够有效监控儿童近视的发生、发展。

21　需要从几岁开始为儿童建立视觉健康档案？

答 ① 视觉健康档案需要从儿童出生时开始建立。

低龄主要关注先天性眼部疾病，学龄期主要关注视觉发育和近视防控。

0～6岁至少需要进行13次眼健康检查。

新生儿期2次：出生时的家庭访视和满月健康管理，这一部分可以和新生儿保健一起完成。主要进行眼外观检查、视力定性检查、瞳孔对光反应和眼底检查，主要关注先天性异常。

婴儿期4次：出生后3、6、9、12个月时分别检查一次（每3个月一次）。这个阶段可以增加儿童的注视力、眼位和屈光度检查。

1～3岁幼儿期4次：出生后18、24、30、36个月分别检查一次（每6个月一次）。此阶段增加裸眼视力、追随能力和色觉检查。

学龄前3次：4岁、5岁、6岁分别检查一次。如果这个阶段出现远视储备下降，则需要每3~6个月检查一次。这个阶段主要关注近视发生风险，增加眼压、角膜曲率、立体视觉和眼轴检查。

② 近视预防需要特别建立屈光发育档案。

近视潜伏期：从3岁开始建立屈光发育档案，预防和推后近视发生。

近视高风险期：6岁儿童因为学习、用眼环境的改变，近视高发，要多重视儿童的屈光状态，做到早发现、早控制。

近视快速发展期：10~13岁是近视快速发展期，通过屈光发育档案可以发现近视进展趋势，通过及时干预避免形成高度近视。

22　儿童3岁，视力达不到1.0是正常的吗?

答　儿童3岁视力达不到1.0是正常的。儿童出生后，眼睛的结构和视觉功能会随着眼球的发育和眼轴的增长逐渐生长发育至正视眼。儿童正常视力参考值下限是：3岁为0.5，4~5岁为0.6，6~7岁为0.6~0.8，7岁以上达到0.8~1.0。如果儿童在发育的关键阶段，近视、远视、散光、斜视或白内障等一些其他眼部疾病没有得到及时的治疗或矫正，则可能会引起视觉功能发育障碍，所以尽早建立屈光发育档案，定期复查非常必要。

23　常规儿童眼科体检包括什么？检查目的是什么？

答　① 视力检查。排查有无弱视、视力低下等。

② 屈光检查。用于了解眼的屈光状态，有无远视、近视、散光和屈光参差等。

③ 眼位、双眼视觉和立体视觉检查。观察是否有斜视、单眼视和立体视觉缺失等。

④ 色觉检查。了解视神经发育和脑发育状态。

⑤ 裂隙灯显微镜检查。主要观察眼前节各部分是否正常。

⑥ 眼压检查。检查眼压是否正常，排除青光眼。

⑦ 眼底检查。检查视网膜等是否异常。

⑧ 眼轴检查。定期监测眼轴，观察眼睛发育，预测近视发展。

24　屈光度检查的分类和意义是什么？

答　屈光度检查是为了了解眼球的屈光状态，以确定配戴眼镜的度数。

屈光度检查分为两类：主观验光和客观验光。

① 主观验光就是按照患者的主观意识来确定度数，分为综合验光和插片验光。

② 客观验光是对儿童客观检查的结果，分为电脑验光和检影验光。

通常的验光顺序是首先进行电脑验光，大致了解儿童的屈光度数，然后经过检影验光来进行客观检查，最后使用综合验光和插片验光确定最终度数。

25　什么是近视？近视分为哪些类型？

答　近视是指眼睛放松调节时平行光线进入眼内聚焦在视网膜之前，不能在视网膜上形成清晰的物像，导致不能看清楚外界物体（图2）。

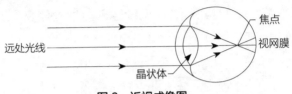

图2　近视成像图

从不同的切入点解释，有不同的近视分类：

① 根据屈光成分分类

轴性近视：眼球前后径过长，呈现长球形，放松调节时平行光线进入眼内聚焦在视网膜之前，形成近视。

曲率性近视：角膜前表面或晶状体的表面弯曲度过大导致近视。

屈光指数性近视：由于房水晶状体屈光指数增大，平行光线聚焦在视网膜前，导致近视发生。

② 根据近视度数分类

轻度近视：近视度数小于 -3.00 D（300 度）

中度近视：近视度数 -3.00 D～-6.00 D（300～600 度）

高度近视：近视度数大于 -6.00 D（600 度）

③ 根据病理变化分类

单纯性近视（非进展型）：儿童生长发育进程中用眼不当诱发眼轴增长过快导致的近视。近视进展缓慢，每年近视度数增长小于等于 -0.50 D（50 度）。

进展性近视：近视进展速度快，每年近视度数增长大于等于 -0.75 D（75 度）。

病理性近视：儿童生长发育完成，进入成年后，眼轴仍在继续增长，近视度数仍持续缓慢加深，并伴有相应眼睛病理性变化的近视。一般度数较高，随着眼轴的不断延长，眼球变大，近视度数缓慢加深，眼睛出现一系列病理改变，如黄斑病变、后巩膜葡萄肿、视神经萎缩、视网膜变性、视网膜脱离、眼底出血。

26　近视度数不断增加可能会引起什么并发症？

答 随着眼轴的缓慢增长，近视度数不断增加，眼球壁各层组织逐渐变薄，发生病理性改变，眼球内微环境受到影响，发生组织结构代谢异常。

例如，小梁网结构异常导致房水排出受阻，使眼压增高，引发青光眼。玻璃体变性、液化出现眼前黑影飘动，牵拉刺激周边视网膜，引起闪光感。晶状体代谢异常引发白内障。眼轴的进行性增长使视网膜逐渐变薄，直至出现视网膜裂孔、视网膜脱离、眼底出血、黄斑变性等。

弱视多发生在年龄较小的高度近视，特别是单眼高度近视儿童中。生长发育过程中，未经矫正的高度近视影响患儿的视觉发育，引起弱视。未经矫正的近视、近视矫正不当，特别是单眼近视未矫正时常出现双眼融像障碍，引起视疲劳，诱发斜视。

儿童生长发育过程中需要尽早建立视觉健康档案，定期体检，早期发现，及时预防及控制近视发展，防止发生各种并发症。

27 高度近视的危害是什么？日常生活需要注意什么？

答 近视度数在 -6.00 D（600 度）及以上，或者眼轴大于 26 mm 时，眼内组织将出现不同程度的损害，直接或间接影响儿童的学习和生活。

随着眼轴的不断增长，眼内组织受损，可能不同程度引发眼前黑影飘动、弱视、斜视、白内障、青光眼等。也可能出现视网膜变性、出血、脱落、裂孔等。

眼睛病变和视功能下降影响儿童的学习效率、升学和以后的择业，比如，填写高考志愿时，很多专业有近视度数限制。

高度近视患者眼球壁和视网膜比较薄，日常应避免做剧烈运动，避免眼球受到外力挤压和碰撞，避免搬重物，避免参加极限运动、跳水、深潜等。建议定期进行眼睛体检。

二、近视筛查

近视筛查是通过简单的、可实现的、快速的检查方法和措施，在人群中发现可疑近视或已经近视的儿童和青年，做到早发现、早诊断、早矫正，减少高度近视和病理性近视的发生。

近视筛查可以通过社区、学校和基层医疗机构完成。

28 儿童散瞳验光前需要做什么检查？

答 儿童散瞳验光一定要去正规医疗机构，在医师指导下进行。

散瞳验光是在验光前双眼使用散瞳药，使瞳孔散大。使用不同的药物，瞳孔散大的持续时间不同，有的持续几个小时（俗称快速散瞳），有的持续数天（俗称中速散瞳），有的持续近1个月（俗称慢速散瞳）。使用哪一种散瞳方式需根据眼睛检查和验光结果听从医师安排。

散瞳前医师会询问家族史、过敏史和既往疾病史等，一定要认真回忆，并真实回答医师询问，减少散瞳药物引起的不良反应。

散瞳验光前需要进行裸眼视力、眼压、裂隙灯显微镜检查，并进行综合验光仪验光和视功能检查。

29 散瞳验光后需要注意什么？

答 儿童散瞳验光后，瞳孔散大还会持续一段时间。瞳孔散大时眼睛没有主动聚焦功能，看近处模糊，看远处不受影响，所以尽量避免近距离用眼，比如，看书、做作业、做手工。瞳孔散大时眼睛调节迟缓，可出现畏光和看远看近调节反应迟钝现象，应注意避免阳光强烈照射，外出时需佩戴遮阳帽和太阳镜，避免使用所有电子屏幕，还应该注意避免危险运动，以防出现碰伤、擦伤的情况。

在家中滴散瞳药时，如果出现发热、头痛、恶心、呕吐等症状，应该及时去医院就诊。

30 儿童散瞳验光前为什么需要检查调节力？

答 调节力是眼睛自主调整，达到看远、看近都清楚的能力。验光得到的结果是当时眼部的近视或远视状态，一般可以满足验光距离的视物清晰度。正常生活工作中我们要看不同距离的物体，需要双眼一起使用，验光前检查双眼的调节力和双眼视功能可以在验光时给验光师参考，帮助制订相关的双眼视力矫正方案，提高视觉功能和视觉舒适度，同时控制近视度数增长。

31 近视儿童需要多久做一次眼全面检查？检查哪些项目？

答 从健康角度，近视的儿童应该每 3~6 个月检查一次眼睛，做到问题早发现、早干预、早预防、早治疗。

眼睛检查包括医学验光、眼压、眼轴、眼底、角膜曲率等。在正常情况下，儿童眼睛的发育是一个逐步完善的过程，而且在 8 岁之前，发育过程非常快，眼睛屈光度数随时都会有明显的改变，定期检查，及早发现度数的改变，并及时更换眼镜，才能保证儿童眼睛的健康发育。

检查包括以下几个方面：

① 视力检查：视力检查是发现近视的第一步，学龄前儿童视力临界值检查需参考年龄因素，一般认为儿童视力下限为：3 岁 0.5，4~5 岁 0.6，6~7 岁 0.6~0.8，7 岁以上达到 0.8~1.0，如果检查结果达不到相应年龄的视力下限，需行全面检查。

② 散瞳验光：是国际公认的诊断近视的金标准，对于 12 岁以下，尤其是初次验光，或伴有斜视、弱视的儿童，须行睫状肌麻痹剂散瞳验光。

③ 裂隙灯显微镜检查：裂隙灯显微镜检查可以发现眼前节疾病，包括眼睑、结膜、角膜、前房、瞳孔、晶状体异

常等。

④ 眼底检查：近视，尤其是高度近视易出现视网膜变性、视网膜裂孔等改变，如不及时发现，会造成视网膜脱离等严重并发症，因此，眼底检查对于近视，特别是中高度近视尤为重要。眼底检查包括直接检眼镜检查、间接检眼镜检查、彩色眼底照相等。

⑤ 眼压测量：眼压是眼球内容物对眼球壁的压力，正常范围值为 10～21 mmHg。

⑥ 眼轴检查：眼轴是眼球从前到后的轴径，是儿童视觉发育评估的重要指标。儿童眼轴增长的速度超过身体发育速度时就有可能发生近视。

⑦ 其他检查：随着技术进步，眼科检查越来越完善，视功能检查、角膜地形图、光学相干断层扫描（OCT）、眼底血管荧光造影等检查，需要根据患者情况进行。

三、预防近视

预防近视刻不容缓，需要得到全社会的大力支持。近视发生与家族遗传，长时间、高强度近距离用眼，户外活动不足，睡眠时间不足和营养不均衡相关，希望大家重视，保护儿童健康成长。

32　怎样预防近视发生？

答 ① 尽早建立视觉健康档案，定期体检，早发现，早干预。延缓近视发生并控制近视度数的快速增长。

② 保证儿童每天大于 2 小时日间户外活动，学龄前儿

童户外活动大于 3 小时。

③ 减少每次近距离用眼时间，遵循科学用眼的 "20-20-20 法则" [近距离用眼 20 分钟，向 20 英尺（约 6 m）以外的地方远眺 20 秒]，让眼睛充分放松和休息，减少视疲劳，防止近视发生。

注意：近距离用眼包括所有 50 cm 以内的工作，比如，阅读、写字、画画、下棋、弹琴、做手工、玩手机游戏、上网课、玩拼装玩具、玩魔方。

④ 端正坐姿，做到 "三个一"（胸离桌面边缘一拳，眼睛离书面一尺，握笔手指尖离笔尖一寸），保证双眼平衡发育。

⑤ 保证儿童充足睡眠，小学生确保 10 小时 / 天，初中生确保 9 小时 / 天，高中生确保 8 小时 / 天。

⑥ 减少甜食的摄入，不偏食、不挑食，均衡营养。

33 做到 "三个一"（一拳、一尺、一寸）的重要性是什么？

答 近视的主要原因是长时间、高强度近距离用眼。看东西的距离越近，眼睛需要付出的调节就越大，越容易疲劳。比如，阅读距离是 20 cm，理论上讲要付出近视 500度（5.00 D）的调节，阅读距离是 40 cm，需要付出的调节就只有 250 度（2.50 D），也就是说用眼距离越近、时间越长，眼睛付出的劳动强度就越强。所以用眼距离越近，时间越长，眼睛就越容易疲劳，眼轴的增长就越快，近视就越早发生，且度数增长越快。

研究发现，用眼距离小于 30 cm 时出现调节滞后和视疲劳的概率会显著增高。中小学生用眼 "三个一" 标准就是基于这个制定。

在阅读学习时一定要端正坐姿，养成"三个一"的用眼好习惯。同时控制近距离用眼的时间，遵循"20-20-20法则"（见"32. 怎样预防近视发生？"）。

34 怎样保护儿童视力？

答 ① 体育锻炼要保证，沐浴阳光不耽误。坚持参加多种形式的户外活动和体育锻炼，尽量做到每天2小时以上。

② 读写姿势要正确，"一拳、一尺、一寸"。阅读书写时桌椅高度要合适，做到胸口离桌面边缘一拳、眼睛离书面一尺、握笔手指尖离笔尖一寸。

③ 纸质读物要选好，字体大小要适当。纸质阅读材料的字体不宜过小，材质尽量不要有反光，保证阅读舒适。

④ 采光照明要注意，台灯位置须关注。阅读书写时要保证充足的光照亮度。光线不足时，可通过台灯辅助照明，台灯要摆放在写字手的对侧前上方（例如，右手写字，台灯在左前上方）。

⑤ 视屏时间要节制，家长一起来督促。严格控制每天观看电子屏幕的时间，年龄越小，视屏时间须越短。视屏时遵循"20-20-20"法则，即观看电子屏幕20分钟后，要抬头远眺6 m（20英尺）外20秒以上。

⑥ 饮食营养要均衡，睡眠时间要充足。保持规律的健康生活方式。每天保证充足睡眠时间：小学生确保10小时，初中生确保9小时，高中生确保8小时；假期饮食要避免暴饮暴食，营养均衡，多吃水果蔬菜，少吃零食、甜食和油炸食品。

⑦ 视力检测要重视，健康档案留记录。时时关注儿童的眼健康，如有视物模糊等现象，及时进行视力检查，建立视觉健康档案，做到近视早发现、早干预。

⑧ 不要相信非专业治疗。请务必到正规的医疗机构就诊，科学矫正。

35 户外活动对视觉发育的重要意义是什么？每日户外活动多长时间？

答 有效的户外活动可以保证正常的视觉发育，减缓近视发生。

① 有效户外活动一定要在自然光下，晚上没有效果！夏天不要在太阳光下直接暴晒，更不要直视太阳，避免日光损伤。不要在室内隔着玻璃晒太阳，因为玻璃可减弱紫外线传播。

② 户外活动的主要目的是看远，放松调节，抑制近视度数增长。

③ 阳光可以促使人体分泌更多的多巴胺，多巴胺可以抑制眼轴增长速度，减缓近视度数增长。

④ 钙是人体不可缺少的元素，阳光中的紫外线可以促使人体分泌更多的维生素 D，维生素 D 可以增加人体对钙的吸收。缺钙使眼球壁的韧性和弹性减弱，长时间低头近距离用眼，使薄弱的眼球壁被逐渐拉长，增加眼轴增长速度，使近视过早发生，近视度数快速增长。

每日户外活动多长时间？

提倡每日 2 小时以上的户外活动（学龄前儿童每日 3 小时以上）。可以是一次性的户外活动 2 小时，也可以是多次户外活动累计 2 小时, 以多次累计为佳。

36 从预防近视的角度如何选择兴趣班?

答 儿童在生长发育过程中发生近视的主要原因是缺少户外活动、长时间近距离用眼、睡眠不足、营养不均衡等。另外有研究发现, 长时间接触黑白分明、对比度强的玩具可以加速近视的发生和发展, 如钢琴、电子琴等的黑白键盘, 围棋的黑白棋子, 白纸黑字的书籍、字画等。

目前家长给儿童选择的各种课外兴趣班种类繁多, 所有在室内的、近距离的、黑白对比分明的项目, 如果长时间不间断地学习和练习, 都可能引起近视的发生、发展, 比如, 阅读、书法、绘画、围棋、钢琴、电子琴、拼装积木、编程。

这么看来儿童是什么都不能学喽? 不是的! 关键在于避免近距离、长时间、高强度用眼, 只要合理搭配, 均衡选择, 儿童喜欢的兴趣班都可以选择。

如何选择兴趣班呢? ①室内、室外兴趣班穿插。②纸质书籍与电子屏幕穿插。③每次室内近距离用眼 30~40 分钟, 去户外远眺 5~10 分钟、眨眼 5 次。④每天累计自然光下户外活动 2 小时以上, 同时注意避免强光损伤。

同时, 还要定期到医院监测近视度数和眼轴的变化, 进行规范医学近视防控。满足儿童兴趣爱好的同时也要注意保护视力。

37 睡眠不足会导致近视吗?

答 相关文献研究了近视和睡眠不足的相关性,未能说明因果关系,即无法得知是由近视导致睡眠不足,还是睡眠不足导致近视。

引起近视的不是睡眠不足本身,而是光照变化导致的昼夜节律紊乱。儿童在室内学习和阅读,白天自然光线亮度更高,儿童的生物周期与自然的明暗周期吻合,有利于正常的生长发育。在夜间(尤其深夜)熬夜学习和阅读,光线太暗会促进近视进展,而使用高照度光源照明与自然生物节律冲突,所以作业越早做完越好,不要拖延到深夜做作业。科学合理地安排儿童作息时间,对儿童健康成长具有重要作用。

38 视力正常是否表示儿童没有近视的风险?

答 儿童视力正常不代表没有发生近视的风险。生长发育进程中,不同年龄儿童对应的远视储备不同,在定期规律眼睛体检时,不仅要关注有没有近视,同时也要结合年龄来评估远视储备是否够用,如果远视储备提前被消耗,儿童就会过早发生近视。

以下是儿童每个年龄段所对应的远视储备:

0~3岁时,大约300度;3~4岁时,大约250度;5~6岁时,大约200度;7~8岁时,大约150度;9~11岁时,大约100度;12岁时,大约50度。

39 为什么一定要干预和控制近视度数增长?

答 近视导致儿童裸眼视力下降,影响学习、生活。生长发育中的儿童近视度数不断增高,如果不干预,就有可能形成高度近视。虽然高度近视可以通过戴眼镜和手术矫正,但同时存在的眼睛损害是不可逆的,比如,视网膜脱离、黄斑变性、眼底出血、白内障、青光眼。这些并发症可以引起视力严重损伤,甚至失明。

2022年4月8日在"第一届同仁视光国际论坛"上,全国防盲技术指导组分享了关于近视防控的观念:18岁前把近视控制在600度以内,可以降低67%的青光眼风险、74%的白内障风险、99%的黄斑病变风险、98%的视网膜脱离风险。

除此以外,高度近视还会影响儿童的学习和就业,因此要高度重视儿童青少年的近视防控。

40 什么方法可以抑制儿童近视度数的快速增长?

答 近视是不可逆的,目前没有任何方法可以治愈近视。通过一些干预措施可以控制近视度数的进展速度。目前被证实有控制近视发展作用的主流方法是光学近视离焦矫正和低浓度阿托品滴眼液。

光学近视离焦矫正的产品主要有:

① 角膜塑形镜:角膜塑形镜可以矫正近视并控制近视度数的快速增长,在国内使用已有20余年。它采用逆几何设计,夜间配戴使角膜中央区逐渐变平,旁中央区逐渐变陡

峭，像离焦近视镜片一样达到近视离焦矫正。有文献报道角膜塑形镜可使眼轴的平均年增长速度降低 40%~61%。

② 多点近视离焦框架眼镜：在镜片旁周边区设计多个微型透镜以产生光学离焦效果。

③ 多焦点软性或硬性角膜接触镜：多焦点软性或硬性角膜接触镜矫正近视度数的范围较宽，更符合高度近视患者的需求，两者均为白天配戴。多焦点软性角膜接触镜配戴舒适性更佳。多焦点硬性角膜接触镜对散光度较高的患者更有优势。

低浓度阿托品：阿托品滴眼液为公认的可以控制近视的药物，使用高浓度阿托品存在畏光、视近模糊等不良反应。低浓度阿托品的不良反应较小，且停药后反弹效应较弱。低浓度阿托品是处方药，需要在医师的指导下使用，且需要定期复查，避免不良反应发生。

上述常用的控制方法都有自身的优势和局限性，需要结合患者的实际情况，选择最合适的防控措施。对于单一控制方法不理想的患者，可以联合使用光学近视离焦矫正和低浓度阿托品以达到更好的近视控制效果。

41　成年人也会发生近视吗？

答 成年后仍然有发生近视和近视度数增加的可能。

成年人发生近视和度数增加的原因如下：

① 不良用眼习惯。长时间近距离使用电子产品会导致视疲劳，视疲劳长期得不到改善可诱发近视或引起近视度数加深。

② 病理性近视。与普通近视相比，病理性近视患者的近视度数会不断加深，即使在成年后也可能继续发展。

③ 眼睛或全身性疾病也可能表现为近视状态，如白内障（晶状体密度增加、曲率性近视）、糖尿病（房水曲率增加）、外伤（睫状体水肿、调节痉挛、晶状体变凸、晶状体前移、角膜水肿等都可以导致近视）。

④ 缺乏户外活动时间。成年人缺乏户外放松，长时间、高强度室内近距离用眼可以诱发近视或引起近视度数的缓慢持续加深。

爱护眼睛不分年龄，养成良好的用眼习惯，不仅是防控近视，也是预防许多其他眼部疾病的关键。

42 降眼压的眼药能控制近视度数增长吗？

答 提出这个问题的家长其实是在问，眼压是否与近视相关？是否因为眼压高，眼球就像气球一样在更高的眼压作用下不断增大，眼轴增长，近视度数增长？如果是这样，降低眼压是否就可以延缓眼轴的增长？

眼压是眼球内部的压力，是眼内容物（眼内容物有房水、晶状体、玻璃体，其中对眼压影响最大的是房水）对眼球壁施加的均衡压力。正常人的眼压稳定在一定范围内，以维持眼球的正常形态，使各种介质界面保持良好的屈光状态。

目前动物实验和临床研究都认为正常范围内的眼压与眼轴增长没有因果关系，不宜使用降眼压药作为儿童近视控制的手段，而且长期使用降眼压药可能还会带来副作用。

四、近视矫正

儿童近视矫正的目的是获得清晰视觉和减缓近视度数增长。

首先我们要帮助儿童选择合理的矫正方法，目前常见的矫正方法是框架眼镜矫正和接触镜（隐形眼镜）矫正。同时我们还需考虑到怎样延缓儿童近视度数的增长。目前公认的控制近视度数增长的方法是离焦矫正、低浓度阿托品和视觉训练。每个儿童的特点不同，家长需要带儿童去专业进行近视防控的正规医疗机构，找专业的近视防控医师，帮助儿童选择针对不同生长发育阶段的个性化的视力矫正和近视防控方案。

43 儿童说自己能看见，不影响学习和生活，为什么要戴眼镜？

答 如果已经被诊断为近视，说明儿童已经有了近视度数，远处的目标是看不清的。"能看见"不代表是正常视力。近视是一个缓慢进展的过程，儿童的远视力缓慢下降，但近视力不受影响，也就是说看远处不清楚，看近处很清楚。久而久之，就像温水煮青蛙，儿童自己认为是看清楚的，实际并非如此，检查视力时，呈现异常视力低下。这种情况我们应该尽早进行屈光矫正，最常见的方法就是戴眼镜，让儿童拥有清晰的视觉，避免视疲劳。近视长期不矫正，眼睛长期处于疲劳状态，导致眼睛调节功能下降，诱发近视度数快速增长。尽早给近视儿童配戴合适的、个性化验配的近视矫正眼镜，可以让儿童看到清晰世界的同时，延缓近视度数增长，避免高度近视的发生。

44　近视的儿童如果不戴眼镜，有什么危害？

答　近视儿童远视力较差，而学龄期儿童视远是不可避免的，尤其在学校看黑板时，需要较高清晰度。如果不戴眼镜，儿童看不清黑板，影响听课效率。此外，远处看不清时（儿童会不自觉地眯眼或歪头），眼睛会过度调节产生视疲劳，导致近视度数不断增加。长时间视物模糊还会引起眼睛干涩和疼痛，儿童出现无意识的频繁眨眼。在儿童视觉发育的关键时期，如果长期处于视物模糊状态，有可能会引起弱视。所以一旦近视，就一定要进行个性化矫正，以免造成严重后果。

45　一只眼近视，平时儿童觉得看得清楚，也需要配镜矫正吗？

答　单眼近视必须戴镜矫正。两眼视力不等，调节和集合的双眼协调功能就会被破坏，易产生疲劳，时间久了不仅已发生近视的眼度数迅速加深，还会导致两眼差别越来越大，当两眼的像差超过 7%（近视度数相差 200 度），大脑就会出现融像困难，抑制较差眼形成的像，发展为单眼视，最终影响立体视觉功能。

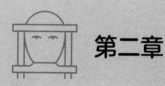

第二章

验光和框架眼镜矫正

一、验光

46 为什么简单的近视还需要到正规的医疗机构检查和验光？

答 儿童近视并不简单，需要家长高度重视。

正规的医疗机构配备了专业的医师和验光师，可以根据儿童不同生长周期和眼睛的具体健康状态为儿童制订个性化的眼镜配戴方案，保证视力清晰的同时兼顾双眼的平衡发育，减缓近视度数的增长。

儿童从出生时起就要去正规的医疗机构建立视觉健康档案，综合随访关注儿童的视力、眼压、眼底、眼轴、双眼视功能、立体视功能等眼睛发育情况，根据随访检查结果制订适合儿童现阶段的视力矫正方案并给予专业指导，保证儿童视觉健康发育，减缓近视度数增长。

成年人近视也需要去正规医疗机构进行全面的眼睛检查，在排除眼部疾病后，根据全面的医学验光结果给出适合的个性化配镜方案，使患者获得清晰、持久、舒适的视觉体验。

47 为什么近视需要散瞳验光？

答 散瞳验光的目的是麻痹睫状肌，放松调节，获得真实准确的近视度数。

儿童眼睛调节能力强，由于长时间近距离用眼，眼睛往往处于调节痉挛的状态，没有放松调节时的验光检查结果是不准确的。根据不准确的验光结果验配的眼镜会影响眼睛的正常发育,加快近视度数的增长。

使用睫状肌麻痹剂散大瞳孔,使眼睛调节静止,再行验光检查,可以获得准确的近视度数,帮助医师为儿童选择合适的、正确的近视矫正方案。

48 不同年龄的儿童散瞳验光时怎么选择散瞳药物?

答 散瞳验光是医疗行为,必须在正规医疗机构进行。所有儿童首次验光均建议进行散瞳验光,以保证验光结果的准确。

① 6 岁以下儿童首次验光建议使用强效睫状肌麻痹剂,如 1% 阿托品凝胶。

② 年幼的远视患者、合并内斜视患者建议使用强效睫状肌麻痹剂。

③ 12 岁以上近视患者可以考虑使用恢复速度快的快速散瞳剂,如 0.5% 复方托品酰胺滴眼液。

49 散瞳验光的注意事项是什么?

答 ① 在正规的医疗机构进行散瞳验光。

② 在医务人员指导下,按剂量、次数用药。

③ 散瞳用药当时应听从医务人员安排闭眼休息。

④ 散瞳后由于药物的作用(睫状肌麻痹),放大的瞳孔遇强光也不会缩小,因此会出现畏光、看近不清的现象。这时应避免强光刺激,减少户外活动,外出时配戴太阳镜和太阳帽,尽量减少近距离用眼,避免使用电子屏幕(手机、

电脑、电视等）。

⑤ 根据具体情况不同，医师帮助儿童选择不同的散瞳药物，瞳孔散大和恢复的时间不同（瞳孔恢复时间："快散"4~6小时恢复，"中散"3~4天恢复，"慢散"20~30天恢复），所以在散瞳前应有所准备，提前安排好学习和工作计划。

⑥ 散瞳是儿童眼科的常见检查，正常情况下，除带来生活不便外，不会对眼睛有任何伤害，但也有个别患者出现药物过敏、脸红、出汗、心跳加速等，所以散瞳需在医疗机构进行。

50 "近视没有关系，找家眼镜店配副眼镜，将来做个手术就好了"，这种说法正确吗？

答 这种说法不正确。近视手术并不适合所有人，近视度数越高，可以选择的手段越少，风险也越高。近视矫正手术只能解决屈光度的问题，并不能解决高度近视的相关并发症。儿童处于生长发育期，如果不注意管理，近视度数增长很快，随着年龄的增长有可能发展成高度近视（近视度数大于600度），高度近视的眼部并发症（比如，视网膜脱离、青光眼、白内障、眼底出血、黄斑变性、巩膜葡萄肿）发生率高，而且是不可逆的。应在儿童时期积极进行近视防控，减少高度近视的发生。

二、常规框架眼镜矫正

51　近视度数达到多少度时建议配戴框架眼镜？

答 ① 在正规的医疗机构体检，排除其他眼部疾病。

② 裸眼视力低于 0.6，且影响儿童正常生活、学习。

③ 经睫状肌麻痹验光后，度数达到 -0.50 D 及以上（近视度数 50 度及以上）的近视。

52　近视镜是不是可以仅在上课时配戴？

答 建议近视镜全天配戴。

配戴眼镜的目的是矫正近视，获得清晰视力，减少视疲劳，减缓近视度数的增长。

儿童配戴合适的框架眼镜可以协调双眼一起使用的能力，促进立体视觉和双眼视觉平衡健康发育。

53　配戴框架眼镜是否会导致近视度数加深？

答 这是一个错误的认知。

大量临床观察显示，近视儿童如果不配戴眼镜，近视度数可快速增长，且有高度近视风险。

配戴合适的有近视防控作用的框架眼镜，不仅可以获得清晰的视力和良好的双眼视功能，还有助于减缓近视度数的快速增长。

54 配戴框架眼镜会引起眼球突出，使"眼睛变形"吗？

答 配戴框架眼镜不会引起眼球突出。

眼球突出是眼轴增长超出正常范围，近视度数增加引起。因为眼轴过长，外观显示出眼球突出。配戴合适的有减缓近视度数增长作用的框架眼镜，可以减缓眼轴增长速度，避免眼球越来越突出。

55 框架眼镜的镜框选择有要求吗？可以随便在网上购买一个自己喜欢的吗？

答 不可以在网上随便购买框架眼镜镜框。

购买镜框一定要在专业验光师的指导下，测量儿童的瞳距、瞳高、眼位、调节力、近视程度等基本因素，再参照年龄、鼻梁形状、脸型等，根据不同的配镜处方原则，选择适合儿童眼睛生长发育的、重量轻、不易损坏和磨损、避免儿童受伤的合适的镜框。

框架眼镜镜框必须在专业的验配机构，在验配师的指导下现场测量、试戴后购买。

56 年龄小的儿童经常弄坏镜片，随便选择一个便宜的可以吗？

答 这种想法是不正确的。

低龄儿童眼睛还在生长发育，对外界的不良刺激抵抗力弱。质量差的镜片透光率低、成像效果不好，视物变形，甚至变色，对儿童的视觉发育影响很大，长期配戴质量不好的眼镜影响儿童对外界事物的认知能力，加重视疲劳，引发近视度数的快速增长，甚至诱发斜视、弱视等眼部问题。

家长要带儿童去正规的眼镜验配机构，为儿童进行正确的眼睛检查和验光，选择合格的眼镜，定期随访复查，保证儿童视力的健康发育。

57 儿童选择日间正常配戴的框架眼镜时需要增加防蓝光功能吗?

答 蓝光是可见光中波长在 400～500 nm 波段的光线，是可见光中能量最强的光，但 455～500 nm 的蓝光波段对人体有益，叫有益蓝光，可以调节生物节律、稳定情绪、帮助提高记忆力。所以适量的日常户外活动戴框架眼镜时不用刻意增加防蓝光功能。儿童日常接触的数码产品和 LED 灯发出的蓝光对眼睛非常不友好，过多的照射可能引发视疲劳，400～450 nm 的蓝光可能引起眼底黄斑区病变等，也有可能抑制褪黑素的产生，影响睡眠质量。建议在医师指导下根据用眼环境和时间酌情增加防蓝光功能。

第三章

双眼视和视觉训练

双眼同时看物体时，大脑会将两只眼观察到的图像进行协调、整合，使我们可以看到一个单一的、完整的、具有深度感和立体感的图像。只有两只眼协同使用，才可以准确判断和感知到立体的外界事物，这就是双眼视功能。双眼视功能包括眼球运动功能、眼睛调节功能、双眼协调能力等。只有拥有正常的双眼视功能，才能享受舒适、持久的全景视觉。

双眼视功能不足或异常将影响儿童正常的视觉发育和生活学习，比如，认知障碍，阅读障碍，阅读串行、漏字，理解力不足。双眼视功能不足容易引起视疲劳，导致过早发生近视和近视度数的快速增长。

家长需要为儿童建立视觉健康档案，定期检查视力和视觉功能，发现不足尽早进行矫正和训练，保证儿童健康的视觉发育。

58　视觉训练的目的是什么？

答　视觉训练也称为视觉治疗，是专业医师根据患者特定的视觉状况，通过光学、心理物理学等方法，因人而异地制订出一系列训练方案，如同物理治疗可以改善运动功能，通过训练双眼调节功能、集合功能、眼球运动功能以及双眼的协调性，可以显著提高视力、增进视觉技巧、开发视觉潜能、改进视觉功能，从而治愈视疲劳、眼球运动障碍、阅读障碍等双眼视觉疾病，达到舒适、协调使用双眼的目的。

59 什么情况下需要做视觉训练?

答 视觉训练可以改善双眼功能,缓解视疲劳,以下情况需要做视觉训练:

① 近视增长过快的儿童。

② 视功能异常人群,调节功能异常、聚散异常、斜视、弱视儿童。

③ 复视、视物模糊、聚焦困难者。

④ 近距离阅读障碍者。

⑤ 有早期老视症状者。

⑥ 长时间近距离工作者。

⑦ 有视疲劳症状者。

60 为什么一定要做视觉训练?

答 双眼视功能是维持清晰、舒适、持久的视觉质量的基础。

当双眼视功能出现异常时,患者将会出现视物模糊、视疲劳、视觉质量下降等问题,儿童则容易引发近视和诱发近视度数的快速增长。我们需要进行专业的、详细的检查,明确诊断,并给予针对性的视觉训练,从根本上让双眼视功能恢复正常,有效缓解视疲劳并同时防控近视度数的快速增长。

61 视觉训练需要注意什么?

答 ① 提高儿童的训练兴趣。与儿童进行有效的沟通,为儿童设立清楚的训练目标,并设立奖励项目。成功的视觉训练师必须具备高亲和力、沟通能力,会应用各种技巧鼓励儿童,提高他们的训练积极性。

② 监测训练计划。视觉训练的重要原则是要让儿童和家长随时了解每个阶段的训练进展,赞扬儿童取得的成绩,告诉儿童训练中所用的视标可监测感觉和运动融像的状态。医师必须掌握儿童家庭训练的进展情况,复诊时要认真询问儿童的感觉,是否在家认真训练?是否按时完成训练?训练时是否遇到困难?训练结果是否满意?儿童每天要做训练笔记,并且在每次随访时交给医师或者训练师进行训练成绩分析。

③ 家庭训练的维持。视觉训练还有一个原则就是监测儿童的视觉功能回退。多数隐斜和聚散不足的儿童,在训练达到标准、停止训练后,常会出现回退现象。一般来说,儿童视觉训练达到了停止训练的标准后,在停止训练1~2年内出现回退现象。弱视和斜视儿童也会随着时间的推移出现回退现象。鉴于这种情况,在训练达到标准后,所有儿童均应该至少保持一种家庭训练方法,并定期监测以防回退。如已出现回退,要增加2个或3个训练方法,每天20分钟,持续1周。如仍不能恢复到以前的水平,医师要设计其他的训练方式。如发现回退是不可避免的,则可进行小量的、常规的长期维持训练。

62   视觉训练需要做多久? 什么时候可以停下来?

答 训练目标不同,康复的指标也不同,需要由视觉训练师监测指导,并由医师根据检查结果来确定训练方案调整和终止时间,尤其是弱视患者,更不能千篇一律。

① 训练频率和每天训练时间

0~3岁: 4~6周期/天,每周期3~10分钟。

4~7岁: 2~4周期/天,每周期10~20分钟。

② 家庭训练和训练室训练频率的平衡

如能保证良好家庭训练,训练室训练1次/周。

如果不能保证家庭训练,训练室训练2~3次/周。

③ 若都难以保证训练频率和强度,则停止训练。听从医师建议,修改治疗计划。

④ 训练效果维持

训练室训练完成后6个月内维持家庭训练每周1次,6个月时复查。如果一切正常就可以停止训练。

停止训练后6个月内家长和儿童需要每月自查视功能,此后每年去医院复查视功能。

63   视觉训练需要每天都做吗?

答 视觉训练需要根据医师处方制订和调整训练时间。

① 弱视训练建议每周训练室训练3~5次,融合训练每周训练室训练2~3次,放松保健训练最少每周1次。

② 视觉训练每次需要40分钟,每周3~4次,分为3~4项训练内容,每个周期需要训练10~12次。通常情

况下需要进行 1~2 个周期的训练室强化训练以及相应的家庭训练，训练结束后应至少进行 1 个月的家庭巩固训练。

64 视觉训练需要专业指导吗？自己照着视频练习可以吗？

答 视觉训练需要在专业指导下进行。每个儿童眼睛情况不同，需要根据检查结果，由医师制订个性化的训练方案，并在训练的不同时间，根据训练的成绩随时调整方案。

视觉训练需要由医师根据检查结果制订训练方案，在训练师的指导下进行。视觉训练包括训练室训练和家庭训练。

① 训练室训练。训练师按医嘱全程跟随指导。训练师根据训练目的，制订训练计划，记录训练成绩，定时回馈训练结果，帮助医师随时调整训练方案，达到最佳效果。

② 家庭训练。医师根据检查结果，制订适合儿童现阶段的训练方案并给予专业指导，包含训练目的、训练项目、具体训练流程、训练时长、注意事项及复查时间等。

只有医师、训练师、家长和儿童充分配合，才能获得良好、持久的训练效果。

65 网上的反转拍很便宜，我在网上买了自己练可以吗？

答 视觉训练是专业的医疗行为，不可以自己随便进行。

反转拍是医疗器械，有不同的规格型号，适用于不同的眼睛，并有特定的使用方法。如果使用错误，反而引起异常和不适。

　　家长应该带儿童去正规的医疗机构进行全面的眼睛检查，听从医师指导，在正规的渠道购买反转拍，正确使用。

66 训练室训练和家庭训练哪一种效果好？怎样做时间性价比最佳？

答 通常情况下需要根据儿童的个体情况制订相应的训练计划，可以训练室训练和家庭训练相结合。一般情况下，在训练室有医师和训练师的指导和陪同，恢复更快，效果更佳，而家庭训练可以进一步巩固疗效。可以根据儿童视功能的情况，制订训练计划。比如每周训练室训练 1~2 次，其他时间在家巩固，以期达到最佳的时间性价比。

67 近视伴有明显外隐斜需要做什么训练？

答 在医师的指导下，在近视足矫基础上做训练。
　　❶ 以正规医疗机构机器训练为主，包括 4 D 内融合 +3 D 放松训练，也可根据自身情况合并同视机内融合训练。
　　❷ 家庭训练为辅，要看具体近视度数及增长情况，可在医师指导下适当增加聚散球及笔尖训练并配合放松训练，避免近视度数加深。

68 儿童阅读时看字串行、漏字，是什么原因呢？有办法改善吗？

答 儿童生长发育期间，如果没有足够的户外运动，近距离用眼（如看电视、看书、玩电脑和拼装玩具）时间长，动手、动眼的手眼协调训练不足，导致儿童视觉广度，视觉敏感度和视觉追溯、分辨能力差，则会出现阅读跳字、串行和漏字现象，造成儿童阅读困难。

家长需要为儿童制订不同生长发育阶段的运动和学习规划。每天都有足够的户外运动、游戏时间，让儿童充分接触自然，认知世界。

如果发现儿童出现阅读困难，需要去专业的医疗机构进行相应的专业检查，请医师制订治疗和训练计划，在专业训练师的指导下进行训练室训练，并认真完成家庭训练，改善生活学习方式，加强户外运动。长期坚持巩固训练成绩。

69　视觉训练可以延缓近视的发生吗？

答　视觉训练可以延缓近视发生。

视觉训练是根据每个人的眼睛状况，个性化制订的一套眼睛训练方法。视觉训练可以缓解视疲劳，对提高视力、增进视觉技巧、开发视觉潜能、改进视觉功能等有较好的效果。视觉训练方案因人而异，通过训练增加眼肌的力量和灵敏度，促进眼球运动，使儿童可以快速、灵敏地看远看近，延缓近视发生。

70　视觉训练可以控制近视度数增长吗？

答　视觉训练可以抑制近视度数的快速增长。

近视儿童往往同时存在调节力障碍。由于户外活动少，近距离、高强度用眼多（如长时间上网课、玩电子游戏，长时间阅读、写作业），双眼调节力下降和调节灵敏度不足，诱发近视度数的快速增长。视觉训练是针对儿童双眼视功能障碍而个性化制订的常用训练，目的是增加儿童双眼调节幅度，提高双眼调节灵敏度和双眼同时视的功能，弥补户外活动的不足，从而减少调节障碍引发的近视度数增长。

71 眼睛疲劳需要采取什么视觉训练？对于防控近视有帮助吗？

答 眼睛疲劳是引起近视度数增长的主要原因，视觉训练可以提高眼内肌肉的力量，提高眼睛的调节幅度和调节反应速度，有助于缓解视疲劳，减缓近视度数的快速增长。

常用的基础视觉训练包括字母表、反转拍、聚散球等。具体的训练项目、方法和时间因人而异，家长需要带儿童去医疗机构进行详细的检查，听从医师和训练师的安排，循序渐进地进行。不可随便在网上买反转拍自己训练，训练不当则适得其反。

72 配戴离焦框架眼镜后还需要做视觉训练吗？

答 儿童配戴离焦框架眼镜的同时还需要做视觉训练。

儿童近视配戴离焦框架眼镜可以很好地控制近视度数增长，同时配合视觉训练有事半功倍的作用。

① 增加调节幅度和调节力，消除调节储备不足引起的看近困难。

② 放松肌肉痉挛，增加肌肉力量，增加眼睛调节的准确性，看远、看近都清楚。

③ 加快调节的反应速度，消除在看远、看近过程中的

模糊时间，达到快速精准看远、看近的目的（比如，打球时可以快速有效判断球的位置）。

所以，不管使用什么矫正方法，视觉训练都是需要的。

73 配戴角膜塑形镜后还需要做视觉训练吗？

答 配戴角膜塑形镜的同时需要做视觉训练。

配戴角膜塑形镜可以刺激调节力的恢复。在配戴角膜塑形镜一段时间后需要进行相应的视觉功能检查，根据检查结果选择视觉训练的方法和时间。

眼位异常、屈光参差等的患者，由于长期双眼视觉状态不一致引起双眼调节不等或融像异常，可以选择单眼或双眼配戴角膜塑形镜，联合双眼视觉训练，可以起到近视防控一加一大于二的效果。

第四章

角膜塑形镜

角膜塑形镜是以逆几何设计为主要特征的硬性角膜接触镜。配戴角膜塑形镜可以使角膜中央区的弧度变平坦，旁中央区的弧度较中央区陡峭，暂时降低一定量的近视度数，矫正近视。在长期的临床应用中发现，配戴角膜塑形镜可以有效延缓儿童生长发育阶段近视度数的快速增长，目前是临床广泛应用的矫正近视和防控近视度数进展的有效方法之一。

角膜塑形镜大部分为儿童使用，国家出台了一系列的法规，严格管理角膜塑形镜的生产、售卖、验配和使用。业界不断发表和更新镜片验配和使用的专家共识，为验配工作提供指导，通过各个环节的规范管理，保证儿童的配戴安全。

一、基础知识

74　什么是硬性角膜接触镜？有哪些分类？

答　角膜接触镜是直接配戴在角膜（黑眼球）表面的一类镜片，俗称"隐形眼镜"。根据镜片材料和物理性质可基本分为软性角膜接触镜和硬性角膜接触镜。硬性角膜接触镜由具有一定透氧性的硬质材料制成，外观为规整的圆形碗状或盘状，硬质有一定弹性但不可翻折，受到强的外力作用时可被折断或碎裂。硬性角膜接触镜具有视力矫正清晰、矫正角膜散光效果好、耐用、配戴时易操作、透光性能佳、不易变色等优点，缺点是配戴舒适度较低、适应时间较长、剧烈活动或揉眼时易从眼内掉出、镜下易夹入异物等，对配戴者有一定选择性。

　　硬性角膜接触镜根据矫正原理不同可大致分为硬性透气性角膜接触镜和角膜塑形用硬性透气接触镜（简称角膜塑形镜，俗称 OK 镜）。硬性透气性角膜接触镜为白天配戴，通过镜片形态直接进行光学矫正，提高视力。角膜塑形镜为夜间配戴，通过镜片形态设计对角膜进行微观塑形，改变角膜曲率，从而改变角膜的光学状态，矫正近视。

75　什么是角膜塑形镜？

答　角膜塑形镜（OK 镜）是一种与角膜前表面几何形状相反的逆几何设计的硬性透气性接触镜。镜片曲率呈现中央区平坦、旁中央区陡峭，通过配戴，使角膜中央区域的弧度在一定范围内变平，暂时性降低一定量的近视度数。角膜塑形镜的使用是一种可逆性非手术的物理矫正近视方法。

　　角膜塑形镜的验配比较复杂，需要有经验的眼视光医师验配，出具处方。角膜塑形镜为第三类医疗器械，需在专业验配医疗机构经过眼表健康检查、验光，以及角膜形态、眼压、眼轴、眼底等一系列检查，在符合验配标准的情况下再经专业医师试戴评估后最终决定处方。验配后还需要学习镜片标准护理流程、定期复诊、定期更换镜片等，保证戴镜安全。

76　角膜塑形镜戴在眼睛哪里？戴角膜塑形镜同时需要配戴框架眼镜吗？

答　角膜塑形镜和其他隐形眼镜一样，配戴在角膜表面。通常夜间配戴角膜塑形镜，日间摘镜后裸眼视力可达到 0.8 以上，无须再配戴框架眼镜。如果近视度数偏高、角膜曲率较平、角膜硬度较硬等，日间摘镜后还将有残余的近视度数，此时需要辅助配戴框架眼镜矫正。配戴角膜塑形镜患者需要备用一副低度数框架眼镜，以供感冒发热等特殊情况下无法配戴角膜塑形镜期间配戴。

77　角膜塑形镜安全吗？有什么副作用吗？

答 ① 认真按照正规流程验配和护理镜片，配戴角膜塑形镜是安全的。

（1）角膜塑形镜不是每个人都适合配戴的。初次验配角膜塑形镜之前，需要非常全面的眼科检查，排除不能配戴的患者。

（2）与医师进行充分交流，选择最适合的角膜塑形镜类型。

（3）患者配戴试戴镜片，并由医师进行镜片评估，给出镜片处方。

（4）领取到新的镜片后认真学习镜片的摘戴和清洁护理方法。

（5）按医师要求定期随访复查。

② 如果没有严格按医师要求认真配戴和护理镜片，可能会出现损伤、感染、干眼等。

（1）损伤。配戴角膜塑形镜时，每天都需要摘戴和护理镜片，在摘戴的过程中，如果不注意操作安全，就有可能损伤眼睛。所以一定要按规定认真摘戴，护理镜片，温柔、仔细操作，避免损伤。

（2）感染。配戴角膜塑形镜引起感染的主要原因是眼表面有损伤、身体抵抗力降低（如感冒发热、腹泻、疲劳）、周围环境脏乱。所以当眼睛受伤、感冒发热外出旅游、军训、海边游玩等，必须停戴镜片，待恢复正常，工作、生活规律后再恢复戴镜。

（3）干眼。如果不规范配戴角膜塑形镜，有可能引起干眼。在配戴角膜塑形镜的过程中，请务必按医师要求配戴、护理，按期换镜，定期复查，最大限度减少干眼的发生。

78　配戴角膜塑形镜有什么作用？

答　通过夜戴角膜塑形镜对角膜进行微观塑形，暂时性改变角膜形态，改变角膜的光学状态，摘镜后也可在一段时间内保持"降低近视度数，提高裸眼视力"的效果。长期配戴角膜塑形镜，可以在一定程度上减缓近视度数的快速增长。

79　角膜塑形镜为什么能够矫正近视？

答　人眼是一个复杂的器官，光线经过角膜、房水、晶状体、玻璃体等一系列屈光介质，最终到达视网膜，经过光化学反应，使到达视网膜的光信号转变成电信号，经视神经传导至大脑，我们才真正"看"到东西。所有屈光介质形成了约 58.60 D 的凸透镜，将外界光线汇聚到视网膜上，其中角膜的屈光力就有约 43.25 D，占人眼总屈光力的 74%。因此，角膜屈光力的改变可以对眼总屈光力造成较大影响，角膜塑形镜对角膜的塑形作用改变了角膜的形态，通过专业、个性化的镜片设计，精确控制塑形状态，使我们的角膜转变成了一只近视镜片，从而矫正近视。

80 角膜塑形镜能否治愈近视？戴了之后近视就会消失吗？

答 角膜塑形镜不能治愈近视。

角膜塑形镜通过物理性作用改变角膜微观形态，暂时降低近视度数。角膜在不受任何外力时有趋于回到原始形态的反弹力量，角膜塑形镜的塑形效果在摘掉镜片后逐渐减弱，患者需要每天配戴一定时间角膜塑形镜来维持裸眼视力的稳定。摘镜越久，角膜反弹越多，如长期停戴，塑形效果终将消失，角膜完全回到塑形前的状态，视力随之降低，屈光度也随之回到原始近视状态。

81 角膜塑形镜是如何达到控制近视发展的作用的？它的原理是什么？

答 在近视状态下，眼睛视物常处于一种较为模糊的状态，在这种状态下用眼也相对更加疲劳。配戴角膜塑形镜提高视力后，这种因看不清导致疲劳的情况减少，近视进展也会随之有一定程度的减缓。

近年来对于角膜塑形与眼底成像状态研究的一种说法是：常规的近视矫正方式使光线汇聚在视网膜上，而配戴角膜塑形镜通过塑形作用改变的角膜形态使中央光线汇聚于视网膜上，而周边光线汇聚于视网膜前，即形成了周边离焦效果，避免了视网膜长期应对成像位置的调整造成的眼轴增长，一定程度上控制近视度数的增长。

82　配戴角膜塑形镜一定可以控制近视度数增长吗？

答　角膜塑形镜是目前临床控制近视度数增长最有效的方法之一，并且经国内外大量临床验证证明，长期配戴安全有效。儿童近视度数增长受个体遗传、生长发育、周围环境、用眼习惯和负荷、双眼视功能等多因素影响，控制效果存在一定的个体差异，临床上有配戴角膜塑形镜后近视度数和眼轴没有增长的案例，但大部分儿童戴镜期间年均增长约25 度，控制效果明显优于传统框架眼镜。

83　角膜塑形镜需要连续戴几天才能达到 1.0 视力？

答　角膜塑形镜连续稳定配戴 1 周以上，可以明显提高裸眼视力。一般情况下，度数越低，达到 1.0 视力所需的天数越短，例如近视 150 度以内的儿童，大部分戴镜一晚后即可达到 1.0 及以上视力。但不是所有角膜塑形镜配戴者连续戴镜后均能达到 1.0 视力，近视度数或者散光度数较高、角膜形态不规则等情况下，稳定配戴后视力可能达不到 1.0，需要由专业人员评估配戴效果。部分配戴者需在日间戴低度数的框架眼镜补充视力不足，但是经临床验证，该情况下仍能达到延缓近视度数增长的效果。

84　能否预测配戴角膜塑形镜后近视的控制程度？

答　大部分儿童通过稳定、持续性配戴角膜塑形镜，戴镜期

间近视度数年均增长约 25 度。专业人员根据儿童个体的遗
传情况、所处的年龄和发育阶段、用眼习惯和负荷、双眼视
功能及户外活动频率、时间等多维度评估，结合既往近视度
数增长的情况，预测大概的角膜塑形镜控制效果范围。儿童
配戴角膜塑形镜需要定期随访，由专业人员定期评价和监测
戴镜和近视控制效果，提供专业意见。

85　角膜塑形镜白天戴和晚上戴有什么区别吗?

答　角膜塑形镜是一种特殊设计的接触镜，其戴镜目的是矫
正视力和控制儿童近视度数的快速发展。

一般情况下角膜塑形镜是夜间睡觉时配戴，通过镜片下
泪液的按摩作用，改变眼表的形态，使患者自己的角膜变成
了近视镜片的形状，第二天晨起，摘掉镜片，患者的近视度
数达到暂时的消退，起到矫正视力的作用。这样既能矫正视
力又能控制近视度数的增长。但这种作用一般情况只能矫
正 -4.00 D ~ -5.00 D（400 ~ 500 度的近视度数）。当患
者近视度数偏高，大于 -5.00 D（500 度），或者角膜曲率
过于平坦的情况下，夜间配戴角膜塑形镜，日间近视度数不
能得到完全矫正，残留一部分近视度数，视力不能满足正常
生活使用，为了保证满足良好的视力矫正，又能控制近视度
数的增长，医师为患者选择角膜塑形镜日间配戴的方式。所
以不管是日间配戴还是夜间配戴，最终的目的都是矫正视力
和控制近视度数的增长。患者需要听从医师的安排，根据具
体情况选择日间配戴或者夜间配戴。

86 角膜塑形镜控制近视度数增加的效果有什么临床验证吗?

答 角膜塑形镜在国内外已使用数十年,在各个国家使用前都得到了当地国家医疗器械的上市认证。我们国家使用的所有品牌镜片也通过了国家药品监督管理局的审核和临床试验的验证,均是合格产品。另一方面,角膜塑形镜这一品类镜片从 1998 年引入中国后,经历了风风雨雨的历练,目前已经是业界公认的可以矫正近视,并在一定程度上控制儿童近视度数增长的最有效方法。

请务必去正规的医疗机构,选择有经验的、有责任心的医师咨询和验配,严格按照医师要求定期随访复查,定期更换镜片,保证镜片配戴安全。

87 角膜塑形镜品牌众多,该怎样选择?是不是越贵越好?

答 角膜塑形镜并不是越贵越好,而是越合适越好。目前市面上的角膜塑形镜品牌繁多,价格各异,品牌价格主要体现在角膜塑形镜的设计、材质、与泪液的亲和性、配戴舒适度和安全性等方面。每个品牌的形状、各种参数范围不同,可验配的范围不同,需要由医师进行详细的眼部检查,根据检查结果制订相应试戴方案。最后决定验配哪个品牌,应该更大程度参考儿童的试戴评估效果,在同等疗效和舒适度的前提下,选择性价比更高的角膜塑形镜。

88 角膜塑形镜可以和低浓度阿托品一起使用吗？效果好吗？

答 角膜塑形镜和低浓度阿托品可以联合使用。

角膜塑形镜和低浓度阿托品均已被广泛证明能有效控制近视度数进展，但也有疗效欠佳的案例，对于这些难控性案例，有多项研究证实，联合使用效果更好。一项荟萃分析显示，0.01% 阿托品联合角膜塑形镜治疗比单纯使用其中一种方法疗效更好。另一项回顾性研究提示，针对角膜塑形镜治疗后应答不佳的患者，加用 0.01% 阿托品控制眼轴长度在 1 年内的效果更好，且此作用与屈光不正度数和年龄无关。总之，低浓度阿托品可增加配戴角膜塑形镜患者的周边视网膜近视离焦量，达到加强延缓近视度数增长的目的。

89 当配戴角膜塑形镜控制疗效不理想时应该怎么办？

答 随着数字化技术的发展和临床医疗及科研水平的进步，大量临床经验和文献证实，当目前配戴角膜塑形镜控制近视的效果不理想时，可以考虑更换角膜塑形镜设计。

那么如何能综合考虑呢？首先要确保安全性，其次是配戴塑形镜后的视觉质量，塑形后的视觉效果应满足配戴者日常生活视觉需要，再者是有效控制近视度数的快速增长。增加角膜塑形镜配戴后的入瞳离焦量是提高角膜塑形镜近视控制效果的主要方法，主要手段包括：增加角膜塑形镜的压迫系数，缩小角膜塑形镜的基弧区直径，对中央塑形镜区进行个性化抬高设计，增加离焦区的宽度和高度等，这些都需要验配医师根据临床经验给予合理的镜片设计和选择，做到安全、有效。

90　配戴角膜塑形镜眼轴会变短吗？

答　配戴角膜塑形镜可以有效延缓眼轴增长，但不能让眼轴变短。

角膜塑形镜是一种中间平坦、周边陡峭的逆几何特殊设计的高透氧性硬性隐形眼镜，镜片戴在角膜上，通过眼睑的压迫、泪液的虹吸和按摩等作用，使角膜中央区变平坦，旁中央区变陡峭，将角膜塑形成近视镜片的形状，远处物体发出的光线经过塑形后的角膜成像在视网膜上，达到降低近视度数、提高裸眼视力的效果。在镜片配戴初期，由于反应性的脉络膜增厚，在检查时出现眼轴缩短的假象，整个塑形过程并没有使眼轴缩短。

91　角膜塑形镜可以戴多久？成年人可以配戴吗？

答　角膜塑形镜可以终身配戴。角膜塑形镜使用寿命是1~1.5 年，配戴过程需要定期检查和更换。

角膜塑形镜一般以夜戴为主，常规戴镜闭眼睡眠时间8~10 小时，一般要求每天不超过 12 小时。其材料是特殊的高透氧高分子聚合材料，长时间使用，镜片的材质老化、变质影响镜片的透氧性，减低镜片的塑形疗效和使用安全。所以建议定期更换。

角膜塑形镜适合 8 岁及以上任何年龄段的人员配戴。

8~18 岁青少年配戴的主要目的是矫正视力和延缓近视

度数的快速增长。

　　18 岁以后，医师根据患者的具体情况给出是否继续配戴的建议。比如，根据眼轴等指标的检测，确定患者的近视度数不再继续增长，此时配戴角膜塑形镜的目的就是矫正视力。患者可以根据自己的需求决定是否继续配戴角膜塑形镜。此时可以继续配戴角膜塑形镜，也可以选择配戴框架眼镜和（或）软性接触镜交替配戴，或选择手术矫正。

　　对于近视度数稳定的低度近视成年患者，也可以配戴角膜塑形镜矫正近视，达到日间不戴镜的目的。

　　总之，对于是否配戴角膜塑形镜，选择什么样的具体配戴方式，需要去正规的医疗机构进行检查，与医师交流，选择最适合自己的矫正方案。

92　配戴角膜塑形镜难受吗？晚上戴镜会睡不着觉吗？

答　角膜塑形镜是硬性透气性接触镜，初次配戴有异物感，根据每个人的眼表状态、耐受程度等感觉不同，有些人没有特殊不适，有些人则感觉很难受，不能忍耐。在视光门诊初次试戴角膜塑形镜时，儿童会有轻微异物感，部分儿童泪液分泌增加，这种感觉类似于眼睛里进了很小的沙子，眨眼时有轻微异物感，闭眼时消失。首次试戴 30 ~ 40 分钟后一般都能适应戴镜。角膜塑形镜是个体化订制，是匹配儿童眼睛的形态、大小和所需要矫正的度数等参数设计，订制的镜片配戴没有明显不适。须由专业人员指导镜片摘戴和护理方法等注意事项。大部分患者在配戴镜片 7 ~ 10 天后逐渐适应，异物感消失，可以正常生活和睡眠。

93　长期配戴角膜塑形镜眼睛会不会"变形"?

答　长期配戴角膜塑形镜不会影响眼睛的外表形态。夜间配戴角膜塑形镜,镜片的按摩作用可以使角膜中央区变薄、旁中央区变厚,使角膜中央区变成近视矫正镜片的形状,在日间摘掉镜片后,患者自己的角膜可以矫正近视,达到不戴镜看清物体的目的。配戴角膜塑形镜时只有微米级的角膜上皮改变,外表看不出变化,所以眼睛的外观不会"变形"。

二、适应证和禁忌证

配戴角膜塑形镜需满足以下基本条件:

① 个人条件:没有眼部疾病和全身疾病,眼睛的各项指标在镜片的适合范围内。

② 理解镜片:患者本人和家长能够理解镜片的矫正原理,可以配合矫正配戴管理。

③ 生活卫生习惯良好,可以保证干净卫生配戴。

④ 依从性好,能够定期复查和按时、按需更换镜片。

94　哪些人可以配戴角膜塑形镜?

答　① 患者具有主观能动性,能够理解角膜塑形镜的作用机制,并有非常好的依从性,能遵医嘱按时复查和更换镜片。

② 近视度数发展较快的儿童(须有家长监护)。

③ 有自理能力、8岁及以上患者。8岁以下患儿如有特殊需求,须有家长监护,由有经验的医师验配,并签署高

风险知情同意书。

④ 患者全身及局部没有影响角膜塑形镜配戴的禁忌证。

⑤ 矫正范围为 -0.25 D～-6.00 D，相对更理想的矫正范围为 -0.75 D～-4.00 D。

⑥ 不能使用框架眼镜和其他各种类型接触镜，且不能接受屈光近视手术，需要良好裸眼视力的患者（如演员、警察、运动员等）。

⑦ 具体是否可以配戴角膜塑形镜，请去正规的医疗机构，经过全面的眼健康检查，与医师充分交流后再决定。正规、谨慎配戴。

95　哪些人不可以配戴角膜塑形镜?

答 ① 职业性质或操作环境不适合配戴角膜塑形镜者。

② 配戴者或家长卫生习惯不良，不能按照医嘱护理镜片者。

③ 依从性差，不能按时复查，不认真按照医师的嘱咐认真清洁、护理镜片和更换镜片者。

④ 眼部存在活动期炎症和其他影响角膜塑形镜配戴的眼病患者。

⑤ 严重的急、慢性鼻窦炎，严重的过敏性鼻炎，糖尿病，类风湿关节炎，结缔组织病，以及精神疾病患者。

⑥ 期望值过高、超出角膜塑形镜的治疗范围以及心理敏感度过高的患者。

96　儿童近视才 100 多度，需要配戴角膜塑形镜吗？

答　配戴角膜塑形镜的目的，第一是提高日间裸眼视力，改善学习和生活质量，第二是控制近视度数的快速发展。发现儿童看远不清时，须第一时间带儿童去正规的医疗机构进行全面的眼睛检查，按医师要求验光，得到明确的近视度数，请医师进行综合评估，选择最适合的矫正近视和控制近视度数发展的方法。是否需要配戴角膜塑形镜，请参考医师的建议。

97　配戴角膜塑形镜有年龄限制吗？6 岁可以选择角膜塑形镜吗？

答　原则上需要到 8 岁及以上才能配戴。

角膜塑形镜被国家药品监督管理局定为三类医疗器械管理，镜片配戴在眼球的表面，对镜片的卫生清洁要求较高，对配戴者的依从性要求高。8 岁以下儿童对自我感觉的体会和表达均不完全，配戴镜片风险相对较高。所以一般建议 8 岁及以上患者可以选择配戴角膜塑形镜。不管什么年龄，配戴前均需要做一系列检查，通过检查结果分析再决定儿童是否适合配戴角膜塑形镜。对于 6 岁已经近视的儿童，可以选择离焦框架眼镜等方式控制近视度数的进展，随时关注近视控制情况，如果控制效果良好，则继续配戴框架眼镜，也可以 8 岁时更换为角膜塑形镜矫正。

98 超过 600 度近视，还能戴角膜塑形镜吗？

答 可以选择性配戴。

角膜塑形镜通过物理按摩的方法改变角膜厚度来矫正近视度数，但这种物理方法的力量有限，对于形态正常的角膜，-4.00 D 以内矫正疗效良好，对于超过 -5.00 D 的近视，往往达不到完全矫正。2013 年 9 月《国家食品药品监督管理总局关于角膜塑形镜的消费提示》中明确写明，目前我国已经批准上市角膜塑形镜的矫正屈光度最高为 600 度。超过 600 度近视如需配戴角膜塑形镜，夜间配戴角膜塑形镜后，白天裸眼视力欠佳，需配合使用低度框架眼镜进行矫正，也可以选择日戴角膜塑形镜的戴镜方式。

目前矫正近视、控制近视度数快速发展的方法很多，对于不适合使用角膜塑形镜的患者，可以与医师交流，根据患者的具体情况选择最适合的、个性化的矫正方式，达到最佳矫正效果。

99 儿童近视配戴普通框架眼镜，等成年后做激光手术就可以了，为什么还要配戴角膜塑形镜？

答 儿童配戴角膜塑形镜的目的是控制和延缓眼轴及近视度数的快速增长，普通框架眼镜没有以上防控作用。发病年龄越小，近视度数增长的速度越快，发展成高度近视的可能性越大。近视度数越高，眼轴越长，眼球壁越薄，越容易产生各种各样的并发症，如视网膜脱离，视网膜萎缩、变性、出血和裂孔，黄斑变性、出血，白内障，青光眼，严重危害视力，而且这些并发症是不可逆的。激光手术能矫正近视，摘掉眼镜，但不能改变近视度数过高导致的各种眼底并发症。高度近视是不能治愈的，不能将希望寄托于成年后的近视手术。所以在儿童生长发育过程中，一定要尽量控制近视度数的快速发展，避免高度近视的发生。角膜塑形镜可以矫正近视，并可以有效减缓近视度数的快速增长，所以建议近视儿童配戴角膜塑形镜，避免发展为高度近视。

100　角膜塑形镜那么好，为什么医师还戴框架眼镜呢？

答　角膜塑形镜可以矫正近视并在一定程度上控制近视度数的快速增长，适合 8 岁及以上任何年龄近视人群配戴。儿童处于生长发育阶段，近视发展迅速，角膜塑形镜是儿童近视防控的有效方法，建议选择配戴。大部分成年人近视度数已经稳定，可以选择各种眼镜矫正视力，对于个别近视仍然增长的成年人，也可以考虑配戴角膜塑形镜，另外，角膜塑形镜可以在夜间配戴后提升日间裸眼视力，如果有提升日间裸眼视力需求且不愿配戴框架眼镜或软性角膜接触镜的成年人，也可以考虑选择角膜塑形镜。医师是成年人，可以自由选择是否配戴角膜塑形镜。

101　患有慢性结膜炎还可以配戴角膜塑形镜吗？

答　不可以。慢性结膜炎是一种慢性传染性疾病，轻者可无任何症状，只是在临床检查时发现。一般起病缓慢，多为双眼发病。在检查的过程中，如果发现患者有慢性结膜炎表现，建议先使用药物治疗，控制或者完全治愈后再配戴角膜塑形镜。

角膜塑形镜戴在眼表，与其直接接触的是泪液、角膜、结膜。因此任何活动性角膜、结膜疾病都是角膜塑形镜的禁忌证。

102　感冒生病了还能配戴角膜塑形镜吗?

答　不可以。感冒发热必须停戴角膜塑形镜。

角膜塑形镜配戴在眼表，与睑缘、泪膜、结膜和角膜密切相关。配戴角膜塑形镜最大的风险就是微生物感染。引起微生物感染的最主要因素是眼表损伤、眼表局部微生物感染、全身抵抗力下降和周围环境差。

感冒时有鼻塞、咳嗽、流涕、流泪等症状，鼻涕、眼泪中存在病毒，如果我们还继续配戴角膜塑形镜，就会增加眼表组织的病毒感染机会，特别是角膜，如果并发病毒性角膜炎，严重者会影响视力。

生病、发热时，身体抵抗力下降，抵抗眼表微生物感染的能力也会下降，所以生病时必须停止配戴角膜塑形镜，降低眼表感染的风险。

103　学生住校，可以配戴角膜塑形镜吗?

答　住宿条件好的学生可以配戴角膜塑形镜。住宿学生配戴角膜塑形镜需具备一定卫生条件，同时需具备熟练自主配戴和护理镜片的能力。

住校配戴角膜塑形镜注意事项:

❶ 起床后务必先滴润眼液，镜片配戴一夜，角膜与镜

片之间会夹杂很多蛋白质沉淀、眼睛新陈代谢产生的分泌物和油脂等，这些物质使镜片与角膜黏附在一起，滴润眼液可以冲洗结膜囊内的异物和镜片表面的分泌物，使镜片与角膜分离，轻松摘除镜片。

② 使用专用收纳工具，保持镜片和相关护理物品干净整洁。

③ 夜间配戴时间控制在 8~10 小时，如出现不适，需立即停戴并尽快就医。

④ 冲洗镜片须使用一次性的无菌生理盐水，禁止使用自来水。

104　季节性过敏的发病期可以配戴角膜塑形镜吗?

答　过敏性结膜炎是一种很常见的眼表疾病，主要表现为眼部干涩、眼痒等症状。流行病学研究显示，眼部过敏性疾病的全球发生率为 15%~40%。花粉、尘螨、真菌孢子、药物都是常见的过敏原。过敏性结膜炎一般无法治愈，主要是对症治疗，减轻或消除症状与体征。

出现过敏性结膜炎后是否可以配戴角膜塑形镜，取决于过敏性结膜炎的严重程度。当出现轻度过敏反应时，配戴角膜塑形镜没有不适感，在配戴前给予抗过敏治疗和随访的前提下，可以继续配戴角膜塑形镜。当出现比较严重的过敏反应时，眼部除了干痒以外，多会伴有球结膜充血水肿，睑结膜出现不同程度的乳头、滤泡，甚至还会伴有角膜上皮损伤，出现畏光、流泪、黏丝状分泌物等，此时须停戴角膜塑形镜，待眼部的症状明显缓解或基本消失后，再继续配戴角膜塑形镜。

对于过敏性结膜炎的严重程度，以及能否继续配戴角膜塑形镜，需由眼专科医师明确检查后，再做出判断，并给予有针对性的治疗。

105　斜视的儿童可以配戴角膜塑形镜吗？

答　对于斜视的儿童，主要依据斜视的程度与类型，由专业的医师进行全面检测与评估后，再确定是否可以配戴角膜塑形镜。

① 斜视量未达到手术指征，调节和融合功能基本正常，眼球控制能力较好的儿童，可以配戴角膜塑形镜。在配戴角膜塑形镜期间要定期复查，监测斜视及双眼视功能。

② 斜视量未达到手术指征，调节和融合功能较差，眼球控制能力较弱的儿童，可以先进行视功能训练，将相关指标提升后再进行角膜塑形镜的验配。配戴角膜塑形镜期间也需要继续加强及巩固视功能训练。

③ 大角度斜视，斜视量达到手术指征，日常生活中眼位偏斜过于频繁，双眼视功能破坏明显的儿童，需要先治疗斜视，待斜视术后再考虑验配角膜塑形镜。

④ 特殊类型的斜视，即使斜视术后也无法解决眼表泪膜稳定性问题，无法保障配戴角膜塑形镜安全时不建议配戴。

106　斜视术后可以配戴角膜塑形镜吗？术后多久可以开始戴镜？

答　大多数常规斜视术后都可以配戴角膜塑形镜。

建议常规斜视术后 1~3 个月开始配戴角膜塑形镜，具体开始配戴时间需经专业的医师根据患者术后眼表泪膜状态、球结膜切口愈合程度、切口周边炎症消退情况、双眼视功能恢复情况等做出综合评估后决定。恢复戴镜后须听从医师建议，定期复查，坚持双眼视功能训练，确保戴镜安全有效。

107 存在"倒睫"可以配戴角膜塑形镜吗？术后多长时间可以恢复戴镜？

答 倒睫是低龄儿童常见的一种疾病。是否可以配戴角膜塑形镜须经医师检查评判后决定。倒睫程度较轻，不影响眼表上皮的患者可以配戴角膜塑形镜。如果倒睫比较严重，角膜上皮损伤明显，经医师评判不能配戴角膜塑形镜，则需进行手术矫正。倒睫手术创面较小，一般术后 1 周可以皮肤拆线。术后 1 个月经医师检查确认角膜上皮恢复完好、皮肤创面完全愈合后，即可继续配戴角膜塑形镜。

108 父母均患高度近视的儿童配戴角膜塑形镜有用吗？

答 父母均患高度近视的儿童罹患近视的概率大幅增高且有发展成高度近视的可能。对于有高度近视家族史的患者，应该积极寻找可以控制近视度数快速增长的矫正方法，尽最大努力控制近视度数的快速增长。角膜塑形镜是目前公认的控制近视度数比较有效的方法，不管是否有高度近视家族史，配戴角膜塑形镜都是有效的。

三、验配流程

（一）全面的眼睛健康检查和正确验光

在准备配戴角膜塑形镜之前，请赴正规的医疗机构进行全面的眼睛检查和正确的验光，与医师充分交流，讨论是否可以配戴角膜塑形镜。检查包括：裸眼视力和矫正视力，综合验光仪验光（或散瞳验光）和视功能检查，眼前节，眼压，泪液分泌量、泪膜破裂时间、泪膜脂质层和睑板腺形态，角膜地形图，角膜内皮细胞，眼轴和角膜直径，眼底等。

（二）与医师充分交流

根据检查结果和需求与医师充分交流，由医师制订最适合患者的、个性化的矫正近视和控制近视度数快速发展的方案。

（三）角膜塑形镜试戴

听从医师意见选择合适的试戴镜，请护士帮助配戴，闭眼或阅读 40~60 分钟，检查戴镜视力，医师检查患者戴镜情况，确定镜片与眼睛的匹配程度。

（四）签署知情同意书

试戴镜片后，医师与患者充分讨论，最终决定配戴角膜塑形镜的相关事宜。医师需要认真告知角膜塑形镜的作用、疗效、配戴风险、费用、配戴注意事项等相关事宜，患者充分了解后需签署知情同意书。

（五）医师处方和订镜

角膜塑形镜是个性化订制产品，每只镜片都需要单独加工和运输，常规需等待 10~20 天才能拿到镜片。

（六）领取镜片，学习镜片护理和注意事项

领取镜片后需要认真学习镜片的摘戴方法、摘戴注意事

项和常见问题的处理方法。认真学习镜片的清洁、冲洗、浸泡、消毒和储存方法，了解镜片护理的相关注意事项。

（七）随访复查

定期随访复查非常重要，请严格按照医师要求定期随访复查。

1 随访复查时间：初次戴镜时分别在戴镜1天、1周、1个月、2个月和3个月时复查，之后每2个月复查一次。

2 随访复查内容：①眼睛健康状态；②镜片清洁情况；③眼睛和镜片匹配情况。

3 随访复查注意事项：①患者亲自来复查；②带着镜片来复查；③带着问题来复查；④不管遇到什么问题，第一时间摘掉镜片，尽快与医师联系，回到验配医疗机构复查，及时治疗。

（八）按时更换镜片

角膜塑形镜的使用寿命是1年。镜片材料和设计决定镜片比较脆弱，容易出现磨损、划痕和破损等，如果遇到镜片损坏，请停戴镜片，第一时间与验配医师联系，检查眼睛和镜片，保证眼睛健康的前提下，重新订制镜片。

109 验配角膜塑形镜前需要做哪些检查？检查的目的是什么？

答 角膜塑形镜验配前检查是保证安全有效配戴角膜塑形镜的基础。角膜塑形镜验配前检查包括眼健康检查和眼睛测量。眼健康检查决定患者是否可以配戴角膜塑形镜，眼睛测量为医师验配角膜塑形镜提供处方依据。

1 眼健康检查：验配角膜塑形镜前需要做客观验光、主观验光、立体视觉、视功能、视力、眼位、裂隙灯显微镜眼前节检查、眼压、角膜内皮细胞、泪液检查和眼底检查。

（1）主、客观验光（屈光度检查）和视功能检查：屈光度可以通过电脑验光仪及综合验光仪进行测量，了解患者的屈光状态（近视度数、远视度数、散光度数等）。

（2）立体视觉检查是评估患者通过双眼视差来感知深度、感知三维空间能力的一种检查方法。立体视觉障碍不影响配戴角膜塑形镜。

（3）视功能检查一般分为调节功能检查、集合功能检查、双眼视功能检查等。任何一项功能异常都有可能导致戴镜不适，甚至头晕等症状。视功能五项常规检查包括：沃茨四点（Worth 4 点）检测，远距离水平隐斜、近距离水平隐斜检测，调节性集合 / 调节（AC/A）检测，负相对调节（NRA）和正相对调节（PRA）检测，调节反应（BCC）检测。通过这些检查来排除视功能障碍，指导角膜塑形镜验配参数的选择。

（4）眼位、眼球运动和立体视觉检查：眼位、眼球运动正常者可以配戴角膜塑形镜。眼位异常者需经医师综合判断后决定是否可以配戴角膜塑形镜。

（5）裂隙灯显微镜检查：①通过观察眼睑、结膜、角膜、角膜缘、巩膜、前房、虹膜、瞳孔和晶状体等来明确患者是否存在不适合配戴角膜塑形镜的眼睛疾病。②通过裂隙灯显微镜观察患者初次试戴镜片时的镜片配适状态（镜片是否损坏和污染、镜片与角膜的匹配情况等），为医师调整镜片参数和处方提供依据。

（6）睑缘和睑板腺检查：了解睑缘和睑板腺形态及功能也是筛查患者是否存在干眼的一种检查，也可以辅助确定目前眼表情况是否适合配戴角膜塑形镜。

（7）眼压测量：眼压的正常值范围为 10～21 mmHg，通过检查眼压可初步排除青光眼、葡萄膜炎、眼球外伤等疾病。存在任何眼压异常均需眼科进一步检查，不能配戴角膜塑形镜。

（8）眼底检查：超广角眼底照相可以排除一些眼底疾病，例如，视网膜变性、水肿，眼底出血，确定眼底是否健康。也可以评判患者近视的严重程度和预后。

（9）泪液检查：泪液检查常规分为三项：泪膜破裂时间、泪河高度和泪液脂质层。泪膜破裂时间的正常值是 10～45 秒，是泪液稳定的一种初步筛查，一般低于 10 秒就表示不稳定，低于 5 秒不可配戴角膜塑形镜。泪河高度在一定程度上可以反映水液分泌量，水液缺乏型干眼患者相比于睑板腺功能障碍者，泪河高度更低。TFOS DEWS Ⅱ 按照泪河高度对水液缺乏型干眼进行分级，轻度为下泪河高度小于 0.2 mm，中度为小于 0.1 mm，重度为 0 mm。泪液脂质层则根据观察到的泪膜状态来判断是否正常。良好的泪液质量是验配塑形镜的一项重要参考标准。

（10）角膜内皮细胞检查：通过角膜内皮细胞检查可以了解角膜内皮细胞的形态、大小、密度和规则性等，正常角膜内皮细胞为单层扁平细胞，呈六角形、紧密镶嵌、大小均等、排列整齐，对维持角膜透明和相对脱水状态有极为重要的作用。不遵医嘱配戴角膜塑形镜可能导致角膜缺氧等，引起内皮细胞损伤。在角膜塑形镜配戴前和配戴中检查角膜内皮细胞，可以评估、观察短暂或者长期配戴角膜塑形镜之后对角膜内皮细胞的影响。

❷ 眼睛测量：角膜地形图检查（角膜曲率、角膜直径

和角膜厚度），眼轴长度测量。

（1）角膜地形图检查：角膜地形图能够精确测量分析全角膜前表面任意点的曲率，检测角膜屈光力，是研究角膜前表面形态的一种系统而全面的定量分析手段。角膜地形图可以非常直观地反映出角膜形态、角膜曲率、角膜散光、屈光力的分布及变化等。这项检查可以初步预测配戴效果，并且为医师出具试戴片时提供一个基本的依据。其次也可以进行角膜疾病排查，排除圆锥角膜、异常角膜形态等不适合配戴角膜塑形镜的情况。

角膜如果太薄，需谨慎配戴角膜塑形镜或不能配戴。通过观察角膜形态，可以排除角膜过度扁平或过于陡峭的情况，出现上述情况则不适宜配戴角膜塑形镜。

（2）眼轴长度测量：配戴角膜塑形镜儿童测量眼轴长度的主要目的是观察儿童生长发育情况，通过眼轴长度增长与身高增长速度的比较，观察近视度数的发生发展，对近视防控疗效进行评价。

110 眼科检查时需要注意什么才能保证检查结果的准确？

答 眼科检查设备均为计算机自动测量设备，检查前需认真讲解仪器的检查目的和注意事项，让患者了解怎样配合检查，才能得到准确的测量、检查结果。

❶ 检查需在自然光下，有特殊要求的需在暗室中进行。

❷ 医师需调整仪器下颌托高度，使被检者外眦高度位于眼位线水平，让患者处于舒适的状态。患者头部需落实在下颌托上，前额紧贴额托。

③ 叮嘱患者眼注视前方，或者注视目标指示灯，双眼睁大，尽量保持不动。如时间过长，需眨一眨眼睛，保持泪膜的稳定。

④ 检查开始时需告知患者，并进行语言指导，引领患者完成检查。

⑤ 每次检查需重复3~4次，并取平均值。

⑥ 出具完整的检查报告。

111 验配角膜塑形镜前为什么需要进行角膜地形图检查，注意事项是什么？

答 验配角膜塑形镜之前进行角膜地形图检查可以客观地评估角膜表面有无异常、变形，全面了解角膜形态的分布情况，可以非常直观地检测角膜形态、角膜曲率、角膜散光和角膜屈光力的分布及变化等。同时排除患者有没有圆锥角膜、畸形角膜等不适合配戴角膜塑形镜的角膜形态。为验配角膜塑形镜提供有用的角膜形态评估和测量数据。

检查注意事项：①检查前确认患者没有眼表疾病和损伤。②检查前确认患者没有干眼等眼表疾病。③测量前认真眨眼几次，使泪液处于稳定状态。④在检查时嘱咐患者尽量睁大眼睛，保持坐姿和眼位端正，注视仪器内固定注视点。⑤坚持在拍照的瞬间不眨眼。

112 验配角膜塑形镜前为什么需要检查泪液的质和量？

答 验配角膜塑形镜前必须检查泪液的质和量，以确保镜片配戴的安全和有效。角膜塑形镜是一种特殊的隐形眼镜，配戴时，镜片漂浮在眼表的泪液中，镜片表面与眼睛表面有薄薄的一层泪液，这层泪液的作用是：①像润滑剂一样保护眼睛表面，使镜片不磨损眼表组织。②镜片与眼睛之间的泪液在不断流动，每次眨眼时镜下的泪液均会流动、更新，泪液的流动可以将镜下的异物、微生物、眼睛的代谢产物等冲刷干净，保证镜片和眼表的洁净，保证配戴安全。③角膜塑形镜依靠镜下流动泪液的虹吸作用使角膜表面的上皮组织移行，将角膜表面塑形成凹透镜片的形状，从而矫正近视，如果镜下泪液不足，镜片的塑形力不足，影响镜片的近视矫正效果。

　　如果泪液的量和质不足，建议验配前认真治疗，待泪液恢复正常后再验配，如果治疗困难，建议放弃配戴角膜塑形镜。

　　泪膜破裂时间小于 5 秒时，不建议验配角膜塑形镜。

113　验配角膜塑形镜前为什么需要检查角膜内皮细胞？

答　角膜内皮细胞计数的动态观察是角膜塑形镜配戴是否安全的评价方法。在一定时间内，角膜内皮细胞的数量和形态的改变反映了戴镜引起的角膜缺氧状态。如果戴镜患者短时间内角膜内皮细胞数量明显减少，则要警惕镜片配戴引起的不良反应，需要积极停戴和干预。

　　验配之前检查角膜内皮细胞可以了解角膜内皮细胞的形态、大小、密度和规则性等，作为后期观察短暂或长期配戴角膜塑形镜对角膜内皮细胞影响的参考数据。

　　角膜内皮细胞计数的正常范围为 3000～5000 个 /mm^2。通常情况下小于 2000 个 /mm^2 时不建议配戴角膜塑形镜。

114 验配角膜塑形镜前为什么要测量眼压、角膜厚度、角膜直径和角膜曲率等？

答　验配前检查是保证安全有效配戴角膜塑形镜的基础。角膜塑形镜验配前检查包括眼健康检查和眼表形态测量。眼健康检查决定患者是否可以配戴角膜塑形镜。眼表形态测量为医师验配角膜塑形镜提供处方依据。

眼压：正常眼压是安全有效配戴角膜塑形镜的基础，眼压过高或过低均不能配戴角膜塑形镜，如果检查时发现眼压异常，需听从医师建议赴眼科进一步诊治。眼压正常值为 10～21 mmHg（1.33～2.80 kPa）。

角膜厚度：角膜厚度对角膜塑形镜的矫正疗效和维持时间均有影响。了解患者的角膜厚度可以预测镜片的矫正效果和维持时间，为医师处方提供参考。正常角膜中央区厚度约为 0.51～0.55 mm，周边部厚度约为 1.00 mm。

角膜直径：通常情况下塑形镜的直径要小于患者的角膜直径，角膜直径的测量为医师处方提供参考。角膜直径正常值：横径 11.50～12.00 mm，垂直径 10.50～11.00 mm。

角膜曲率：是角膜表面的弯曲度，角膜曲率的测量为医师处方提供参考。角膜曲率正常值为 39.00～45.00 D。

115 一般情况下多长时间检查一次眼轴比较合适？

答　对于配戴角膜塑形镜控制近视度数发展的儿童，建议每 3～4 个月检查一次眼轴。

儿童生长发育期间，随着身高的增长，眼轴也成相应比例增长。如果眼轴的增长速度快于身高的增长速度，近视度数也会有相应的增长。

　　眼轴测量频率需结合患者此前度数增长情况及年龄因素综合考虑。对于近视度数一年增长 ≥ 75 度（进展型近视）及低龄儿童，建议每 3 个月复测一次眼轴，以便及时调整后续近视防控方案；除此以外，常规建议每半年复测一次眼轴，以完善屈光发育档案；也有极个别情况需每月检测眼轴，具体情况需遵医嘱。

116　晚上配戴角膜塑形镜，第二天视力是否一定可以达到 1.0？

答　角膜塑形镜是通过逆几何设计来合理塑形角膜，从而在夜间配戴后，日间逐渐降低近视度数，提升裸眼视力。在配戴期间有效延缓近视发展，当停戴一段时间后，又会反弹至原始屈光度数。对于低度近视，大部分儿童配戴角膜塑形镜后可以取得良好日间视力，具体视力情况也与角膜的形态、配戴时间、用眼情况等相关。对于中高度近视，儿童配戴后裸眼视力也与角膜的形态、屈光度等情况相关，部分人群日间可以获得 1.0 的裸眼视力，有些则不一定能完全获得 1.0 视力，还有些儿童上午视力良好，下午随着角膜形态逐渐反弹，视力不如上午。如视力稍欠，则需要辅助低度数的框架眼镜。对于近视度数较高的儿童，配戴角膜塑形镜后日间裸眼视力是否能够达到 1.0 并不影响近视控制效果，但夜间配戴塑形镜后日间如视力稍欠，则可以辅助低度数框架眼镜。

117 现在配戴角膜塑形镜影响以后做准分子激光手术吗?

答 配戴角膜塑形镜不影响后期的激光近视手术。在配戴角膜塑形镜期间,角膜被轻度压平薄化。停戴一段时间后,角膜基本恢复原始形态,不影响成年后的激光近视矫正手术。配戴角膜塑形镜期间需要严格注意护理,摘戴规范,定期复查,定期更换镜片,避免角膜炎等严重并发症发生。

118 我戴近视眼镜十几年一切都好,孩子也和我一样随便戴副眼镜就可以吧?

答 不可以!您是成年人,近视度数不再增长。

孩子正处在生长发育高峰,随着生长发育,眼轴不断增长,近视度数快速加深,如果不加以干预,则很有可能发展为高度近视且引起相关并发症,终身影响孩子眼健康。建议带孩子去正规的医疗机构认真检查,听从医师建议,选择可以控制近视度数快速增长的矫正方法。

119 角膜塑形镜每天都要戴吗?听说有些儿童"戴一天管三天",是这样吗?

答 角膜塑形镜是否需要天天配戴,要结合患者验配角膜塑形镜的需求、年龄、角膜条件、塑形后的地形图表现等多方面因素来判断,具体情况因人而异。

① 眼轴仍在增长,戴镜需求主要为控制近视发展的患

者：角膜塑形镜是利用镜片本身以及眼睑、泪液共同作用于角膜，以达到角膜塑形的目的。白天角膜有所回弹，停戴一两天后尽管有时仍可维持清晰的视力，但会出现离焦环不完整、离焦量减弱现象，经常停戴会影响近视控制效果。因此对于此类患者，如无特殊眼部或全身不适，一般建议每天戴镜，夜间戴镜时长 8~10 小时。

②近视度数稳定，戴镜需求主要为白天脱镜的患者：此类患者已无控制近视发展的需求，如果白天视力良好，可以结合自身情况选择配戴方式。

120 角膜塑形镜好在哪里？

答 角膜塑形镜矫正近视，控制近视度数增长。其特点如下：

①角膜塑形镜采用高透氧材料制作，与软性接触镜相比，角膜塑形镜所含的硅、氟等聚合物可以大大增加氧气通过，不易引起因角膜缺氧造成的新生血管和角膜水肿。

②角膜塑形镜含水量极少，不会吸收泪液，因而不易造成干眼，也不易积累蛋白质，滋生细菌少。角膜塑形镜采用逆几何设计，通过机械压力及负压吸引力使角膜形态重塑，角膜中央区变平，旁中央区陡峭，使视网膜中央获得清晰物像的同时，旁中央区形成近视性离焦。

③角膜塑形镜可以控制儿童近视度数快速增长。

④对于近视度数稳定却不希望戴框架眼镜或行屈光手术的成年人，角膜塑形镜可以通过晚上配戴达到白天脱镜的目的。

⑤日间不戴镜视野开阔，尤其是屈光参差的患者，如果配戴框架眼镜，可能因为两眼过大的物像差引起头晕、恶

心等不适。

⑥ 角膜塑形镜与激光手术相比，最大的优势在于可逆性。

⑦ 配戴角膜塑形镜不影响角膜厚度。

121 市面上销售的角膜塑形镜有什么区别？患者应该怎样选择？

答 角膜塑形镜能有效延缓近视进展，因此得到了广泛的应用。市面上角膜塑形镜品牌较多，患者须听从医师的指导，根据患者眼睛的情况和家庭经济情况综合分析，选择最适合的品牌。

① 材料

（1）透氧系数：镜片允许氧气通过的性能，越高代表透氧性越好，所有角膜塑形镜均符合我国国家药品监督管理局规定。

（2）湿润角：湿润角反映的是镜片材料的湿润性，湿润角越小，镜片的亲水性越好，戴镜舒适度越好。

（3）肖氏硬度：反映镜片表面抗刮痕能力。

完美的镜片材料要有最佳的透氧性、最小的湿润角、最大的硬度，但这无法兼得，因而镜片材料是否合适要看各参数平衡，而非某个单项数据。

② 设计：目前国内可以销售的镜片品牌除 CRT 镜片采用三弧设计（CRT 设计）外，其余品牌均采用四弧设计（VST 设计），而 VST 设计的不同品牌各弧段也有差异，不同的设计适合不同的角膜形态，具体哪个品牌的设计更适合，需要根据个人情况由专业医师进行判断。

③ 加工工艺和质量：不同品牌角膜塑形镜的加工工艺精度存在一定差异，这取决于生产设备的先进程度及操作人员的技术水平。质量高的镜片表面光洁，边缘光滑圆润，加工重复性良好。

综上所述，角膜塑形镜是结合个人的眼部情况个体化订制，选择参数和设计合适的镜片，才能达到更好的效果，因而选择专业的机构及有经验的验配医师非常重要。

> **122** 每天都戴镜，视力很好就一定表示近视控制效果好吗？

答 视力并不能全面表达近视的控制效果，视力主要指视网膜黄斑分辨物像的能力。视力检测有一定的主观性和波动性，受外界因素（如测视力时的环境、视力表的明暗程度、检查距离、患者生理及心理状态等）影响较大。角膜塑形镜验配时，镜片验光屈光度会给予 +0.50 D ~ +0.75 D 的过矫量，保障配戴者在晨起摘镜后有更长时间拥有清晰的视力。很多未成年配戴者从配戴开始到更换镜片前，视力都是正常范围内数值，但实际近视度数已有所增长。复诊时需要眼科医师通过客观检查来评价近视的具体控制效果。通过测量眼轴和片上屈光度检测等检查，综合评估与监测近视的防控效果。在儿童配戴角膜塑形镜控制近视过程中，我们不能把视力作为评价近视控制效果的唯一指标。

123 角膜塑形镜试戴镜片是反复使用的，会传染疾病吗？

答 角膜塑形镜的试戴片材质与订制片相同，成本较高，不是一次性使用，正确使用不会造成疾病传染。使用过的试戴片有相应的消毒要求，各机构实际工作中会稍有不同，每次试戴后使用带有消毒功能的护理液清洗浸泡，每天对当日所有使用过的试戴片统一进行 AB 液消毒，镜盒用 500 mg/L 含氯制剂消毒，摘戴间每日使用含氯试剂擦拭三次和紫外线消毒三次。可以安心使用。

124 订制的角膜塑形镜镜片和试戴时的标准片一样吗？

答 绝大多数订制片与试戴片不一样。因为每个人的角膜形态千差万别，角膜大小、屈光度及年龄等也不同，所以订制的镜片是个性化的镜片。试戴片就如同一把标尺，医师会根据儿童眼睛的具体情况，对试戴片进行细节上的调整，得出更加精准的订制镜片参数。当然，也有一小部分儿童戴着试戴片就已经非常合适了，不需要调整。

125 配戴角膜塑形镜后发现不适合怎么办？

答 初戴角膜塑形镜时，有异物感、视力波动的情况是很正常的，随着戴镜时间延长，这些不适感会逐渐消失，不必担心。戴镜一段时间后，如果觉得不适合，可以先自己寻找原因，例如，镜片有没有冲洗干净？镜片有没有戴好？有没有镜片破损？眼睛有没有不舒服，如眼干、痒、红？有没有按医师的要求进行配戴？如果这些都没有问题，建议请专业医师查明原因，医师会根据情况，判断问题出在哪里，给予解决。

126 验配角膜塑形镜必须试戴吗？

答 目前验配角膜塑形镜必须试戴。角膜塑形镜是根据患者的具体视光检查结果个性化订制的，试戴镜片和镜片的配适评估是镜片验配中的重要环节。通过试戴、配适评估和戴镜验光，得到个性化订制处方，以达到良好的视力和角膜塑形效果，并确保戴镜安全。

127 为什么初次试戴角膜塑形镜时会流泪？

答 初次试戴一般是在医疗机构内由护士照顾完成。角膜塑形镜的材质较硬，初次配戴时有刺激和异物感，眼睛出现轻度流泪是正常现象，不会引起损伤，可以放心试戴。通常情况下，闭眼休息或阅读 30 ~ 40 分钟就可缓解。

如果试戴时感觉非常不舒服，有刺痛和大量流泪，不能睁眼，则要立即告诉护士，摘掉镜片，请求医师处理。

128 配戴角膜塑形镜多长时间后异物感会逐渐消失？

答 因为个体差异，每个人戴上镜片的感受不同，对镜片的适应能力也是因人而异，时间一般不会超过 1 周。而且角膜塑形镜是睡觉时配戴，闭眼时异物感是减轻的，前期配戴期间，辅助滴人工泪液，可以起到润滑作用，减轻异物感，待眼睛适应后，异物感就会消失。

129 订制角膜塑形镜需要多久？当天能取吗？

答 角膜塑形镜属于个性化订制镜片，因每个人角膜的大小、形态不同，所需的镜片参数也不一样，每一片镜片都需要个性化加工，每只镜片都有加工和运输周期，所以验配当天取不到镜片。镜片的设计不同，厂家和加工场地不同，取镜的周期也不同，一般是 2~4 周可以领取镜片。

130 角膜塑形镜验配属于医院的项目吗？

答 角膜塑形镜按三类医疗器械管理，验配角膜塑形镜属于医院项目，必须由主治医师以上职称的医师进行验配，并在视光师 / 护士的指导下摘戴和护理镜片，按要求定期复查。

131 角膜塑形镜的度数与验光度数一样吗？

答 角膜塑形镜的度数与验光度数不一样。验配角膜塑形镜需要参考验光度数。角膜塑形镜镜片本身没有度数，镜片的工作原理是根据患者角膜形态和屈光状态（验光度数）特殊设计成一个模具，戴在角膜表面，使角膜变形为近视矫正镜片的形状，摘镜后，患者变形后的角膜可以矫正近视。角膜塑形镜虽然没有度数，但配戴后可以达到矫正近视的目的。

132　角膜塑形镜偏位一定要处理吗?

答　配戴角膜塑形镜期间出现镜片偏位，不一定均需要处理，需根据具体情况分析解决。引起镜片偏位的主要原因包括：镜片配适不良（过紧或过松），眼睑力量过紧或过松，镜片超期使用引起镜片变形、污损，睡姿不良，特殊的角膜形态等。

　　镜片偏位后配戴者无视力矫正不佳（视力≥ 0.8），无视觉质量下降，角膜完好、无并发症，可以继续配戴。角膜塑形镜偏位并不影响近视的控制效果，有研究显示，镜片轻中度偏位的儿童近视控制效果优于镜片正位的儿童。如果出现严重的偏位并伴有视觉质量下降、疼痛、畏光等不适，则须及时停戴镜片，复诊，请专业医师检查、调整。

四、镜片摘戴、护理

　　安全、有效配戴角膜塑形镜的三个关键要素是很好的个性化验配处方、优质的镜片和严格的镜片护理。这就要求验配医师有高超的验配技术和责任心，镜片生产厂家提供最合适的优质镜片，使用者依从性好，听从医师的指导，细心使用镜片，以求达到最有效、并发症最少。

133　角膜塑形镜的摘戴、护理方法和流程与软性角膜接触镜一样吗?

答　两种镜片的材质、设计和配戴方法均不同，护理方法也不同。

① 摘戴方法：角膜塑形镜是硬性的，成型性好，配戴时不用区分正反面。软性角膜接触镜柔软，存储时正反面不确定，戴镜之前需要先区分正反面。摘镜时，角膜塑形镜要用吸棒，熟练者可以用手摘，而软性角膜接触镜直接用手摘。

② 角膜塑形镜和软性角膜接触镜的清洁、护理方法不同。

③ 角膜塑形镜和软性角膜接触镜的清洗和保存的护理液、消毒液及润眼液均不同。两种镜片的护理液不可混用，禁止软性角膜接触镜使用角膜塑形镜护理液。

134　角膜塑形镜是家长给儿童戴还是儿童自己戴？

答　首次领取到角膜塑形镜时，专业人员会对家长和儿童进行详细的镜片摘戴和护理培训，可以由家长为儿童戴镜，也可以在家长陪伴、监护下，儿童自己摘戴和护理镜片。12岁以下儿童摘戴及护理操作建议由家长完成，12岁及以上者可以自己摘戴和护理镜片，建议在家长的监护下进行。

135　角膜塑形镜的护理产品是专用的吗？是否可以用软镜的护理产品？

答　角膜塑形镜的护理产品是硬镜专用的，不能使用软镜护理产品。角膜塑形镜属于硬性透气性角膜接触镜，与软镜在材质上有着本质的不同，护理的目的和护理产品的成分均不相同。因此软镜、硬镜护理系统不能通用，不可互换使用。

136　角膜塑形镜有正反面区分吗？

答　有正反面区分。角膜塑形镜是氟硅材料制作的一种硬性透气性角膜接触镜，成型性好，肉眼很容易区分正反面。随便改变镜片的正反面容易引起镜片变形，影响镜片的塑形效果。

137　晚上配戴角膜塑形镜睡觉时镜片会不会掉出来？

答　一般情况下不会。睡觉后，眼睑闭合，镜片在结膜囊的密闭空间里，不会掉出来。除非有外力作用，比如儿童在睡觉后，因为做梦，流泪时镜片有随泪液掉出的可能性。每天早晨摘除镜片时一定认真检查镜片是否在角膜表面，待确认镜片位置时再摘取镜片，以免伤及角膜。

138　配戴角膜塑形镜睡觉时镜片偏位与睡觉姿势是否有关？

答　大多数情况下是没有关系的。儿童睡觉时，不要趴着睡，不要揉眼睛，做到这两点，就可以安心睡觉了。因为角膜塑形镜与角膜的位置关系是相对固定的，一般情况下，镜片会追随眼球运动，不必担心。

139　角膜塑形镜镜片掉在地上会不会碎？

答　有可能会碎，角膜塑形镜是使用高分子聚合材料加工而成，厚度很薄（中央区仅 0.20 mm），且比较脆弱，是一种精细的易碎产品，需细心护理。

140　角膜塑形镜镜片是否能用高温杀菌（用开水烫）?

答　镜片不能用高温杀菌。首先，镜片材料遇到高温容易变形，镜片弧度设计会发生改变，塑形力也会随之发生改变，容易造成视觉效果不良。其次，高分子材料的镜片经常使用高温处理会使老化加速，缩短镜片寿命。

141　角膜塑形镜镜片容易碎吗？怎么减少镜片破损?

答　正常规范使用角膜塑形镜，镜片不易破损。角膜塑形镜的材料不是塑料也不是玻璃，是一种高分子聚合材料，具备高透气性能，有一定的弹性和硬度，在一定程度上有抗变形能力。镜片材料也有一定的脆性，镜片很薄（中央区仅有 0.20 mm），遇到暴力、清洗时水温过低、掉地上等不当操作时，会引起镜片破裂或表面磨损。角膜塑形镜镜片是高精密医疗器械，在使用过程中一定要轻拿轻放，温柔揉搓，避免使用冰水或沸水清洗，避免掉到硬质的台面或地板上，减少镜片磨损。

142　如果角膜塑形镜取不下来，应该怎么办?

答　角膜塑形镜摘镜时如果无法顺利取下镜片，不要着急，放平心态，使用正确的手法就可以安全取出。

① 确定镜片是否在眼睛里（可以用手电筒照射角膜旁

边，这样更容易看到镜片），确认镜片在眼睛里之后，切勿直接摘取镜片，摘镜方法不当可能导致角膜损伤。

❷ 戴镜的眼睛滴入 1 或 2 滴润眼液，轻轻眨眼或转动眼球，确认镜片在角膜上有滑动后，再用吸棒吸附在镜片旁中央位置，轻轻使镜片翘起，空气进入镜下后便可取下（如用吸棒摘镜，需注意勿将吸棒吸在镜片正中央的位置，避免摘镜时吸力过大）。

143　角膜塑形镜应如何保养、清洁?

答　角膜塑形镜的日常护理十分重要，镜片的清洁程度不仅影响镜片的质量，还关系到眼表安全。日常清洁和护理镜片要使用硬镜专用护理液、除蛋白液等护理产品。定期每 3 个月更换镜盒和吸棒，遵医嘱定期进行镜片除蛋白。冲洗镜片和辅助用品（镜盒、吸棒等）时需使用流动的纯净水或生理盐水，禁止使用自来水。如果镜片长期不用，可以用纯净水冲洗干净后晾干保存。

144　角膜塑形镜一定要用专用的柱状镜盒吗?

答　角膜接触镜常用的镜盒有扁平镜盒和柱状镜盒，角膜塑形镜建议使用柱状镜盒。

❶ 更加安全：使用柱状镜盒可以确保镜片完全浸泡于护理液中，有效保护镜片。扁平双联盒不能固定镜片，镜片放入镜盒后如果漂浮于护理液表面，在拧盖子时容易造成镜片破损，如果沉到镜盒底部，容易引起镜片表面磨损，如果倒扣在镜盒底部，取镜方式不正确可能导致镜片边缘的磨损。

❷ 更加卫生：由于圆柱镜盒开口小，可避免手指接触镜盒内表面，减少污染。有研究表明，在相同护理环境下，圆柱镜盒比扁平镜盒微生物检出比例低17%。

145 为什么洗手对于降低角膜塑形镜的配戴风险非常重要？

答 洗手是保障角膜塑形镜配戴安全的"第一道防线"，对于所有配戴角膜塑形镜的患者，正确洗手至关重要，手部卫生状况将会直接影响配戴者微生物感染性角膜炎的发生率。有报道显示，没有洗手习惯者棘阿米巴感染性角膜炎的发生率是每次戴镜前认真洗手者的3倍。不洗手还会污染接触镜盒，增加角膜感染的风险。

146 角膜塑形镜的护理可以仅使用双氧水护理液吗？可以免揉搓吗？

答 不建议单独使用双氧水护理液。不可以免揉搓。只要是硬性接触镜护理液，均可以清洁角膜塑形镜。有研究表明，仅用双氧水护理液而不搓揉，镜片表面的沉淀物并不能清洗干净，镜片沉淀物会使镜片上形成生物膜，从而刺激角膜，导致并发症。建议使用双氧水护理液同时搭配使用硬镜除蛋白护理液，并认真揉搓，以达到更高效的消毒清洁作用。

147 角膜塑形镜一定要用生理盐水冲洗吗？可以使用纯净水吗？

答 理想的镜片冲洗液需要满足无菌、等渗、pH 值接近泪液，生理盐水恰恰可以满足以上条件，建议使用生理盐水冲洗角膜塑形镜，但必须强调，生理盐水是一次性抛弃使用，切不可重复使用和隔夜使用。不建议使用纯净水，因为纯净水不能保证绝对的无菌和等渗，有可能引起配戴舒适度下降。在没有条件找到生理盐水时，可以临时使用新鲜的、可以保证卫生的、单次使用的纯净水冲洗镜片。

五、安全风险管理

① 去正规的医疗机构验配。

② 认真听从医师的医嘱配戴。

③ 认真清洁、护理镜片。

④ 定期复查、换镜。

⑤ 不配戴过期的、严重污损和矫正不足的镜片。

⑥ 出现任何不适（眼睛、全身），立即停止戴镜，去医疗机构检查治疗。

⑦ 眼睛和身体均恢复正常后再恢复戴镜。

148 配戴角膜塑形镜一定要经常复查吗？

答 配戴角膜塑形镜需要定期复查，因为配戴角膜塑形镜的儿童多数年龄偏小，发生眼睛异物感、红肿、疼痛等症状时，表达不清楚，家长有时也很难发现，耽误治疗，所以要做好定期复查，才能杜绝各种不良反应的发生。此外，定期复查可以观察戴镜效果和眼睛健康状态，对镜片的护理起到很好的监督作用。定期复查可以发现视力下降、度数增长等情况，提醒患者合理用眼，及时换镜。

149 如果长期配戴角膜塑形镜，停戴后，近视度数是否会"报复性"增长？

答 长期配戴角膜塑形镜，停戴后不会发生近视度数的"报复性"增长。一般情况下，停戴1个月以上，角膜形态逐渐恢复且趋于稳定。停戴镜1个月以上时验光，基本反映当时的近视度数，这时的度数与配戴角膜塑形镜前的近视度数相比，其差值就是配戴角膜塑形镜期间儿童增长的近视度数。如果停戴镜时，儿童的生长发育已经完成，身高和眼轴都有2年没有增长，在正常科学用眼的前提下，近视度数就不再继续增长。停戴后屈光状态的发展情况取决于其停戴时的年龄、用眼习惯、家族遗传史、停戴后选择的矫正方式等多种因素。如果儿童有高度近视的家族史，不注意用眼卫生，没有良好的用眼习惯，近视度数就有可能继续增长，所以需要终身注意用眼习惯，保证眼睛健康。

150 儿童戴角膜塑形镜什么时候可以停止配戴？

答 角膜塑形镜是一种特殊的隐形眼镜，可以终身配戴。儿童配戴的主要作用是矫正近视和控制近视度数的快速增长。

对于8～18岁儿童来说，身体处于生长发育期，身体的增长、不良的用眼习惯等因素都可能导致近视度数的加深，此阶段配戴角膜塑形镜的主要目的是控制近视度数的增长，所以当眼轴不再增长，近视度数稳定后可以考虑停戴，选择配戴框架眼镜或行屈光手术等，对于度数已经不再增长却不愿配戴框架眼镜或行屈光手术的人群，亦可继续配戴角膜塑形镜，以达到白天脱镜目的。

151　晚上睡觉配戴角膜塑形镜安全吗?

答　按医师要求选择良好的角膜塑形镜产品，认真配戴和护理，角膜塑形镜夜间配戴是安全的。

①　角膜塑形镜的验配需要经过全面的检查与试戴评估。每个人每只眼的角膜形态、角膜直径、角膜厚度、屈光度、散光量等存在个体差异，镜片处方需要"量身订制"。专业验配机构、有经验的专业医师通过镜片处方设计，使镜片尽可能匹配患者的眼睛，保证戴镜安全。

②　角膜塑形镜配戴安全离不开患者的标准操作和镜片护理。镜片的形态、完整性、表面状态、清洁度等都会影响戴镜安全，且不当的操作方法可能对镜片及眼表造成一定损伤和污染。配戴者需严格遵守标准操作护理流程，并于规定的期限内及时更换镜片，避免超期戴镜。

152　如何得知角膜塑形镜镜片是否应该更换?

答　角膜塑形镜的寿命是 1 年。建议正常更换时间不超过1 年半。戴镜期间应遵医嘱定期复查，复查时医师会根据配戴时间、镜片护理情况、视力及眼轴发育情况等综合评估，告知是否该更换镜片。患者可以听从医师的建议更换镜片。

153 配戴角膜塑形镜会不会过敏?

答 角膜塑形镜材质是结构稳定的高分子聚合材料，一般不会直接导致过敏。配戴角膜塑形镜之后出现眼痒、眼红等，有可能是对镜片护理产品或辅助用品中的某些成分过敏。镜片清洁不到位，镜片上沉积的变性蛋白和变性脂质也可能引起结膜的过敏反应。对于以往伴有过敏性鼻炎、过敏性结膜炎的患者，在过敏季节也会表现出相应的过敏症状。出现眼痒、眼红、有分泌物等症状时，请立即摘下镜片，咨询医师，通过相应的检查，确定诊断，规范治疗。

154 为什么配戴角膜塑形镜后，眼睛会酸胀，看近模糊?

答 初次配戴角膜塑形镜与配一副新的框架眼镜类似，需要一段适应时间，晨起摘镜后角膜形态回弹是一个动态变化的过程，早上残存远视度数较高，中午、下午、晚上远视度数逐渐缓慢降低，渐转为正视、近视。尤其是之前没有戴框架眼镜矫正的儿童，配戴角膜塑形镜初期，感觉视觉清晰明亮，看近有些模糊费力，这是正常反应，一段时间后会逐渐消除。如果这种视近困难持续存在，请到专业医疗机构进行检查，查找原因，可以听从医师建议，通过适当调整配戴周期等处理方式来缓解。

155 为什么初期配戴角膜塑形镜后眼睛会流泪？

答 配戴硬性角膜接触镜出现流眼泪的现象，可考虑两种原因。第一，初次配戴，由镜片对眼表的局部刺激引起。眼表角膜、结膜神经分布丰富，比较敏感，受到镜片刺激后出现刺激性流泪反应，闭眼后症状缓解。第二，异物入眼或揉眼导致角膜、结膜上皮受损，可出现疼痛、畏光、流泪等现象，这种情况须停止配戴镜片，到医疗机构检查，医师根据裂隙灯显微镜检查结果提供相应的解决方案。

156 配戴角膜塑形镜需要定期复查吗？为什么？

答 需要。定期复查可以保证戴镜过程中的安全和配戴效果。

初次配戴需按规定时间复查。夜戴患者戴镜后1天、1周、1个月、2个月和3个月时复查，之后每2个月复查一次。若无特殊情况，半年后可每2~3个月复查一次。复查当天按照常规戴镜方法于晨间摘镜后携带镜片去检查。如有特殊情况，如戴镜期间出现持续性眼红、眼痛、畏光、流泪、分泌物增多等症状，必须立刻停止戴镜，尽快到医院复查就诊。遵循医师诊治方案。

157 角膜塑形镜是不是晚上戴镜睡觉必须要达到8~10小时？如果不够8小时会怎样？

答 夜戴的患者，戴镜闭眼睡觉时间控制在8~10小时为最佳。时间小于8小时，对近视度数较低（-3.00 D以下）

者，一般日间摘镜后视力不会有明显影响。近视度数较高、角膜形态过于平坦的患者，配戴时间达不到 8 小时可能会影响白天视力。这部分患者可以在睡觉前提前配戴，戴镜后继续学习、工作 1~2 小时后再睡觉，努力增加戴镜时间，将睡眠时间不足的影响降至最低，以改善日间摘镜后视力。也可以准备一副低度数的框架眼镜补充日间的度数差。这种补充的配戴方式也可以在一定程度上控制近视度数的快速增长。

158 戴上角膜塑形镜可以看书、看电视吗？需要注意什么？

答 通常情况下角膜塑形镜为夜间睡眠时配戴，也有小部分患者因角膜情况特殊或其他因素影响等，选择日间配戴。日间正常戴镜和配戴普通隐形眼镜一样，不影响正常生活和学习。对夜戴的患者，睁眼能适应的情况下可以戴镜看书学习，电视、电脑、手机等电子产品建议适当控制使用时间。

　　睁眼戴镜过程中注意避免其他物体撞击眼部、头部，注意避免揉眼睛，以免引起镜片偏位或掉出。闭眼睡觉前需观察确认镜片位置。

159 配戴角膜塑形镜晚上睡觉时，儿童揉眼怎么办？镜片会碎在眼睛里吗？会引起眼睛损伤吗？

答 戴镜过程中揉眼可能会导致镜片偏位或掉出，一般不会导致碎在眼内。镜片破损多见于镜片有明显划痕或裂痕未引起重视，在清洁、揉搓镜片引起镜片破损。晚上戴镜后建议适应一刻钟左右再闭眼睡觉，适应期间可以看书学习，避免剧烈运动，不要大幅度转动眼球，也不能揉眼睛，早上起床一定先看好镜片位置并确认镜片是否充分活动后再摘镜。

如果戴镜过程中眼部受到外力撞击，则镜片极可能会碎在眼内。出现这种情况应该及时就近去往医院眼科急诊，尽量取出碎片，查验碎片是否拼接完整，检查角膜有无损伤等情况，请医师诊治。

160　配戴角膜塑形镜的同时能使用滴眼液吗？

答　戴好角膜塑形镜后不可以使用没有经过医师允许的滴眼液。临床中不同种类作用的滴眼液里含有不同的成分，需考虑到角膜塑形镜的镜片材料与各种滴眼液成分之间的相容性，以防药物沉积在镜片上，对镜片或眼睛产生不好的影响。所以使用滴眼液之前必须咨询医师，寻求用药指导。

161　配戴角膜塑形镜 1 年需要换镜时，是否需要停戴一段时间？如果不停戴，是否会影响下一副镜片的验配准确性？

答　角膜塑形镜配戴期间，角膜形态改变，屈光度变化，一般需要完全停戴 3~4 周，角膜才能回到接近原始形态的状态，这时验光也能得到相对准确的结果。停戴后再重新进行检查试戴是可以的。镜片的验配基础除全面检查外，最主要的是试戴评估的过程，以试戴为基础进行调整，最终确定验配处方。而有经验的医师可以通过试戴的状态结合近期的检查情况给出合适的处方，所以换镜时不是必须要停戴上一副才能验配新镜片。第一次配戴前的角膜原始状态仍是处方参考标准之一，因此在同一验配机构换镜一般不需要停戴。如果更换验配机构或更换镜片品牌和设计，建议携带配戴前的原始检查结果，或停戴3~4周再进行新镜的检查与验配。

162 配戴角膜塑形镜时出现眼红是怎么回事?

答 正常配戴角膜塑形镜时不应出现眼红。戴镜过程中出现眼红，主要考虑镜片本身、配适状态、环境、戴镜者眼部状态异常等。

① 眼红多为镜下异物导致，戴镜时出现眼红和异物感，应立刻将镜片摘出，清洗干净，观察眼内有无脱落睫毛、异物等，并使用润眼液冲洗眼球表面，眼红的症状就可以好转。

② 戴镜后眼红、眼痒需排除润眼液或其他护理产品过敏。

③ 角膜塑形镜配戴初期，眼睛不适应，受到刺激也会出现轻微眼红，随着戴镜时间的延长可以自然消失。

④ 角膜塑形镜配戴初期，由于操作不熟练，镜片偏位时，镜片刺激球结膜会出现眼红，此时立即摘掉镜片，眼红自然缓解。

⑤ 当身体抵抗力下降、感冒、生病时，或发生眼部炎症时也会出现眼红现象，此时必须立刻停戴镜片，赴医院寻求医师的诊治，待身体恢复健康后再恢复戴镜。

163 配戴角膜塑形镜眼睛会感染吗？感染后会失明吗？

答 去正规的医疗机构规范验配，选择有医疗器械注册证的合格镜片，认真护理，按时随访和定期换镜可以避免眼睛感染。如果出现眼睛感染的情况，必须立即停止戴镜，去眼科认真治疗，一般情况下可以恢复正常。

164 经常听医师说"角膜点染"，什么是角膜点染？为什么会发生角膜点染？怎么预防？

答 角膜点染的全称是角膜上皮点状染色，是给予荧光素角膜染色后，角膜上皮呈现不同大小与程度的点状着色，提示泪膜、角膜上皮层和或浅基质层出现了点状损伤。角膜上皮损伤往往由镜片清洁不当、摘戴镜片不规范等引起。角膜点染会使角膜感染发病率增加。去正规的医疗机构验配，听从医师的指导认真护理镜片，定期随访复查，可以把配戴风险降到最低。

165 不同季节角膜塑形镜的护理注意事项是什么？

答 不同季节，由于周围环境和水温的不同，角膜塑形镜的护理也需要做相应的调整。

① 春季：春季易过敏，可在医师指导下预防性用药，缓解过敏症状。外出时可以配戴护目镜，回家后可以用生理盐水冲洗结膜囊。如果过敏发作，及时停戴就医，在医师指导下配戴。

② 夏季：夏季天气炎热，油脂分泌旺盛，镜片表面更容易沉积脂质和蛋白质，可以增加镜片除蛋白质和脂质的频率，提高镜片的清洁度，去游泳馆游泳后建议用人工泪液或者润眼液冲洗眼睛后再戴镜，外出旅行时镜片需随身携带，避免托运造成镜片挤压或破损，同时避免将镜片和护理产品留在车内，避免暴晒。

③ 秋季：秋季同样需要防过敏。

④ 冬季：冬季天气寒冷，需要防碎片，温热水洗手，保持手部清洁光滑柔软，镜片由室外返回室内待够半小时后再清洗，清洗揉搓要轻柔，不要局部用力或用指甲摁压，存放镜片时注意不要碰到镜盒壁。冲洗镜片的水温保持在室温，避免温度过低。

166 角膜塑形镜这么贵，可以多戴一段时间吗？

答 为保证戴镜的安全性和有效性，建议 1~1.5 年更换一次角膜塑形镜。

① 感染风险：超期使用的镜片由于日常磨损出现的划痕会出现光洁度下降，镜片容易沉积微生物，并且更加难以清洁。

② 缺氧风险：角膜塑形镜是高分子透氧材料，镜片老化，导致镜片透氧能力下降，角膜抵抗力降低，增加感染风险。

③ 镜片变形：长期配戴的镜片可能出现变形，使镜片的塑形力下降，引起视力矫正不佳和近视控制效果降低。

④ 眼睛状态改变：随儿童眼睛生长发育，眼睛的屈光状态、眼轴长度、角膜形态发生变化，镜片的配适状态也会

发生变化，一般 1 年左右要评估是否进行调整。

　　镜片超期配戴会给眼睛的健康带来风险。为了保证戴镜期间的有效性及安全性，建议及时更换新的镜片。

167　配戴角膜塑形镜的过程中，如果出现不适症状应该怎么办？

答　配戴角膜塑形镜的过程中，如果出现不适症状，须立即停止戴镜，及时就诊，医师会根据具体问题进行针对性处理。

　　❶ 戴镜时：戴镜过程中如果出现异物感，需排除镜片护理不佳引起的镜片污染、镜片破损，戴镜方式不正确，操作时异物入眼，护理产品残留导致的眼表刺激等问题。

　　❷ 戴镜中：戴镜后入睡时或睡眠过程中出现不适，需排除眼表泪液质量不佳或眼表炎症问题、镜片偏位问题、镜片配适问题等。

　　❸ 摘镜时：摘镜时如果出现眼部不适，需排除摘镜方法不规范、泪液问题、镜片配适问题等。

　　❹ 摘镜后：摘镜后如果出现眼部不适，需区分是否与视力及视觉质量相关，是否与双眼视觉功能及眼部异常相关。

168　配戴角膜塑形镜的过程中，出现什么情况时必须立即去眼科急诊治疗？

答　角膜塑形镜配戴在眼表，反复摘戴有引起眼表炎症、损伤的风险。

　　出现以下情况，须立即停戴角膜塑形镜，直接急诊就医。

1 眼部不适：眼疼、异物感、畏光、流泪、睁眼困难（伴或不伴视力下降）等。

2 眼部异常：眼部充血程度加重、摘镜后分泌物多、角膜视线区有白色物体遮挡等。

---

169 每天都配戴角膜塑形镜，视力正常，怎么能知道儿童的近视度数有没有增长？

答 角膜塑形镜在镜片设计上会有轻度的过矫，近视度数轻度增长，变化幅度小于 0.50 D～1.00 D 时不会影响日间视力。所以判断近视是否增长，视力并不是敏感的数值。对于配戴角膜塑形镜的儿童，还有另外两种方法来评估近视度数是否增长。

1 戴镜验光度数，即配戴角膜塑形镜时的片上验光度数。复查时，如果配戴角膜塑形镜时的验光度数和取镜时的验光度数相同，就可以推断近视无显著变化。

2 眼轴长度。对于年龄小于 15 岁的儿童，如果眼轴变化的数值在 1 年内小于 0.1 mm，可以理解为近视发展稳定。而对于 12 岁以内的儿童，如果眼轴每年增长大于 0.2 mm，则可以推测近视度数发生了变化。对于 12～18 岁的儿童，如果每年眼轴增长大于 0.15 mm，可以推测近视度数发生了变化。眼轴每年增长大于 0.3 mm，可以推测近视控制不理想。需要进行干预。

170 配戴一段时间角膜塑形镜后，如果想了解儿童真正的近视度数，角膜塑形镜需停戴多久？

答 一般停戴 3~4 周，角膜基本可以恢复到最初形态，因个人眼压、角膜厚度恢复时间略有差异。一般为了近视防控的连续性，在不停戴的情况下，通过眼轴测量和片上验光，也可推算比较接近的近视度数。

171 为什么有些医院没有医师介绍使用角膜塑形镜？

答 角膜塑形镜属于三类医疗器械，国家卫生健康委员会对验配机构资质、场地、检查设备、人员配置等都有一定的要求。很多医院眼科及眼科视光门诊等都已开展青少年近视防控工作，其中也包括角膜塑形镜验配，但各地各机构科普程度不同，并不是所有眼科医师对此都很了解，可能存在认识上的差异。

172 配戴角膜塑形镜有什么需要注意的吗？为什么？

答 角膜塑形镜最主要的是安全配戴，必须在专业机构验配，并在医师的指导下使用。验配前有科学严谨的验配流程。配戴后需要定期复查和更换镜片，有任何问题及时停戴并和验配机构医师联系沟通，这样对于配戴者来说才可以做到安全配戴。

　　配戴过程必须使用专用的硬性透气接触镜护理液护理镜片，禁止使用自来水冲洗镜片，禁止用洗涤液、肥皂、酒精等其他代用品清洁消毒镜片，否则影响角膜塑形镜的使用安全及寿命。

角膜塑形镜属于"量身订制"，镜片不能和其他人混用。每次摘戴操作前请按护理程序要求清洁双手及镜片。护理用品需在有效期内使用，护理液在开瓶使用 90 天后，若没有用完，就有可能发生污染，请连瓶弃去。镜盒吸棒等附属用品需定期每 3 个月更换。

配戴角膜塑形镜不能洗浴或游泳。感冒发热等抵抗力下降期间需停止配戴角膜塑形镜，改用备用框架眼镜过渡。

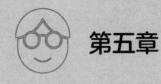

第五章

功能性框架眼镜

一、离焦理论框架眼镜

目前公认的可以控制儿童近视度数快速进展的框架眼镜是离焦设计的框架眼镜。离焦设计的框架眼镜种类较多，家长要和儿童一起去正规的医疗机构，经过系统的眼睛检查，在医师的指导下选择适合自己的个性化设计。

173 什么样的框架眼镜可以既矫正视力又控制近视度数的增长？

答 周边离焦框架眼镜既矫正视力又可以控制近视度数的增长。

常规的近视镜是凹透镜，中央薄周边厚，在周边厚区形成棱镜折射。我们的眼底是个球形弧面，因此当配戴常规近视镜片矫正视力时，在周边眼底就会出现远视性离焦成像，即周边的物像通过镜片周边区折射成像在视网膜后方，儿童配戴后就会出现适应性眼轴增长，导致近视度数快速增长。随着科技的发展，周边离焦镜片的出现解决了周边视网膜后成像的问题。科学家们设计了一种镜片，将镜片周边区域设计了很多微小透镜，使通过镜片周边的光线折射成像在视网膜前，形成近视离焦，控制并延缓眼轴的增长，实现了矫正视力的同时又可以控制近视度数的增长。

174 近视儿童验配离焦框架眼镜需要做哪些检查？定期复查什么项目？

答 ❶ 近视儿童验配离焦框架眼镜的检查项目包括裸眼视

力、矫正视力、验光、视功能和眼轴。

（1）裸眼视力是指不戴眼镜时的视力。

（2）矫正视力是指配戴准确度数矫正眼镜时的视力。

（3）验光是在医疗机构中医师的指导下选择不同的验光方式，进行准确的屈光检查，确定眼睛具体的屈光状态后，由医师或验光师给出准确的近视度数。

（4）调节力是眼睛看远看近的能力。如近视没有进行正确矫正，调节力下降，会进一步引起近视度数的增长。

（5）眼轴是眼球的纵向直径。正常生长发育阶段的儿童眼轴随身高增长，当眼轴的生长速度超过身体的生长速度时，近视就会发生、发展。

❷ 定期复查项目包括裸眼视力、矫正视力、验光、视功能和眼轴。如果儿童度数增长比较快，建议再次散瞳验光。必要时在医师指导下增加其他矫正近视和控制近视度数增长的方法。

175 哪些儿童适合配戴离焦框架眼镜矫正？

答 ❶ 生长发育期的儿童近视人群。

❷ 依从性好，能严格按照要求配戴眼镜，并定期复查者。

❸ 近视联合光度不超过 -1400 度，散光不超过 -400 度者。

❹ 双眼屈光参差小于 250 度者。

❺ 远视储备下降速度快的儿童。

176　哪些儿童不适合配戴离焦框架眼镜矫正？

答 ① 不能耐受单焦框架眼镜的屈光参差者。
② 配戴框架眼镜会产生严重视疲劳和不适者。
③ 弱视患者。
④ 显性斜视患者。

177　离焦框架眼镜有哪些类型？怎么选择？

答 离焦框架眼镜分为传统近视离焦设计和新型多点近视离焦设计。

传统近视离焦设计是镜片上由中心向周边形成两个离焦面，适合年龄偏大不能适应新型多点近视离焦设计者。

新型多点近视离焦设计是使用具有屈光度梯度的非球面微透镜，在镜片的旁周边区域形成连续的近视离焦带，起到更为有效的控制近视度数发展的作用。目前用于临床的新型设计镜片在视网膜上形成的离焦面积基本相同，但微透镜屈光度、光学区大小和离焦区直径略有不同。家长可以带儿童去正规的医疗机构，由近视防控专业医师和配镜师进行个性化指导验配。

178　斜视儿童可以配戴离焦框架眼镜吗？

答 斜视的类型有很多种，不同的斜视类型选择近视矫正的方式不同。家长需要带儿童去正规医院，请斜视、弱视专科医师诊治，听从医师的医嘱治疗和矫正。

179 斜视手术后可以配戴离焦框架眼镜吗？需要注意什么？

答　斜视手术后的儿童要在医师检查术后眼位和双眼视觉功能情况后，在医师指导下酌情配戴离焦框架眼镜。需定期复查，检查双眼视功能和斜视变化情况，根据眼睛的具体情况调整戴镜类型。

180 离焦框架眼镜与角膜塑形镜相比，哪一个近视控制疗效更佳？

答　根据设计原理、戴镜方式和长期的数据比较，角膜塑形镜的控制疗效更好。但是具体到每一个人，近视儿童的年龄，自理能力，家庭遗传，每天户外活动时间，生活环境，生活、用眼习惯，睡眠时间，饮食均衡等影响因素不同，对矫正方法的敏感性不同，所以具体到每一个儿童，家长须带儿童去正规的医疗机构进行全面的专业检查，根据检查结果和儿童及家庭的具体情况与医师进行交流分析，帮助儿童选择适合的、个性化的近视矫正方案。

181 离焦框架眼镜有寿命吗？需要定期更换吗？什么情况下需要更换？

答　离焦框架眼镜的镜片寿命是1~2年。

镜片材料是高分子聚合材料，随着时间的推移，镜片暴露在空气中逐渐老化，出现变色、变脆、通光率下降等。特别是儿童使用过程中，随着使用时间的延长，镜片出现不同程度磨损，影响镜片的透光率和离散系数，从而影响镜片的成像质量，引发视疲劳，使近视度数增长加快。

儿童正处于生长发育高峰期，屈光度、瞳距等随着生长发育在不断变化，近视度数会变化，眼睛和面部也会发生变化，相应地，镜片也需要更换。

建议儿童屈光度变化大于 -0.25 D、镜片出现磨损、镜片已经使用 1~2 年时，根据具体检查情况及时更换，保证儿童视力健康。

儿童处于快速生长发育期，眼睛发育和改变迅速，常规每 3~6 个月复查一次，了解配戴后的近视度数、眼轴等变化，及时发现儿童眼睛和近视度数的改变，及时调整镜片，减少近视度数的增长。

182　配戴离焦框架眼镜的注意事项是什么？

答 ① 去正规的医疗机构进行相关的眼睛全面检查和验光，听从医师建议选择合适的、个性化的矫正。

② 离焦镜片对眼镜框有特殊要求，需在镜架配戴至合适位置以后进行相应的专业测量，避免大镜框和异形镜框。

③ 验配前要进行双眼视功能检查，测量瞳高和瞳距等指标，确保使用者在习惯的位置配戴镜框时视线落在镜片中心的光学区内。

④ 周边离焦对视觉有一定影响，年龄越大，适应性越差，通常适应期为 1~2 周。

⑤ 通常离焦镜片使用聚碳酸酯材料，抗冲击性强，但不耐磨损，儿童使用时常被磨损。

⑥ 内隐斜患者需经医师诊断后慎重选择。

⑦ 验配离焦框架眼镜是一个医疗过程，请去专业的医疗机构验配。

二、对比度理论框架眼镜

183 什么是对比度信号？它一直存在于我们的视觉体系中吗？它的存在对人类视觉的具体作用是什么？

答 对比度信号是引导人类视觉发育和引导正视化进程的重要视觉信号之一。它是一种一直存在的信号，每个人都拥有。对比度信号使我们能够识别不同的颜色、亮度水平、色彩饱和度、物体形状等。

184 对比度和对比敏感度是一样的吗？

答 对比度和对比敏感度是不一样的概念。对比敏感度是一种可以将物体与其所在的背景区分开来的能力。对比敏感度是视觉测量，用来确定患者的视觉质量。通过测量对比敏感度，可以确定患者对于给定尺寸的物体或刺激物可以检测到的最小对比水平。基于对比度下降的镜片涉及的对比度是一种视觉信号，是眼睛双极细胞所传输的光信号差异。

185 点扩散近视控制技术的定义是什么？

答 在镜片中嵌入光扩散点，利用这些光扩散点柔和地扩散光线，扩散后的光线使视网膜上相邻视锥细胞的信号差距降低，即降低了对比度，从而减少错误对比度信号（高对比度信号）传递带来的近视增加的影响。

186 对比度理论的作用机制与离焦理论有何不同？是否也有相同之处？

答 近视发展的离焦理论主要是认为远视离焦信号使眼睛拉长并变得（更加）近视。我们认为，视网膜对比度信号异常和／（或）来自视觉环境的高视网膜对比度可能会导致近视发展。虽然对比度理论与离焦理论并不尽相同，但所有被证明能减缓近视发展的光学干预措施，如角膜塑形镜和多焦点软性角膜接触镜，都会造成一定的屈光模糊，从而在一定程度上也降低了对比度。然而，屈光模糊造成的对比度下降取决于焦点位置，而基于对比度下降的镜片的独特设计则能降低所有视距下的对比度信号，包括近距离活动。

187 为什么形觉剥夺会导致眼睛近视，而基于对比度下降的点扩散技术镜片会延缓近视发展？

答 形觉剥夺是指人或动物因视觉极度模糊而看不清物体的形态。导致形觉剥夺性近视的滤光片会造成大量空间频率相关的对比度下降（即包括窄角散射引起的视力降低），而且已知会以分级方式造成近视。基于对比度下降的低对比度镜片通过广角散射导致非空间频率依赖性对比度下降。这项技术使我们能够在保持视力相对清晰的同时，减少相邻感光细胞所接受的信号差异，从而延缓眼球增长。

188 降低对比度会影响儿童的视力发育吗?

答 人类的视觉系统在 5 岁时已基本成熟且 5 岁以下儿童的近视率极低。镜片使用说明中明确指出了从 6 岁开始的年龄范围,以避免对视力发育的担忧。基于对比度下降的低对比度镜片中心设计为透明区,即没有产生对比度下降,这也是为了在需要进行关键性观察时提供高对比度的敏锐度(例如观察瓢虫活动)。但镜片对 6 岁以下儿童视力发育的潜在影响尚未进行临床评估。此外,弱视也是低对比度镜片的禁忌证。

189 基于对比度下降的点扩散原理会不会对视野有影响?

答 不会,其原理是降低相同视野区域内的对比度信号(亮度和颜色),不影响视野范围。

190 基于对比度下降的低对比度镜片进行过临床试验验证有效性吗?

答 一项在北美采用随机对照设计的多中心临床研究 CYPRESS 表明,在研究的第 24 个月时,低对比度镜片和对照组的等效球镜度(SER)与基线值相比的变化分别为 −0.47 D 和 −0.88 D(P<0.0001)。CYPRESS 研究还表明,24 个月时,对比度下降 0.2 组和对照组的眼轴长度与基线值相比的变化分别为 0.39 mm 和 0.51 mm(P=0.0041)。24 个月时的分析报告中还指出:①在进行

近距离视力活动时不摘掉眼镜的受试者，其等效球镜度与基线值相比减少了 59%（绝对差值为 0.52 D），眼轴长度与基线值相比减少了 38%（绝对差值为 0.21 mm）；②筛查时年龄为 6~7 岁的受试者，其等效球镜度与基线值相比减少了 57%（绝对差值为 0.77 D），眼轴长度与基线值相比减少了 35%（绝对差值为 0.27 mm）。

191　基于对比度下降的低对比度镜片的视觉表现如何？

答　视力评估贯穿整个 CYPRESS 研究过程，包括高对比度和低对比度远距离视力、高对比度近距离视力和周边视力。24 个月时的分析报告显示，配戴低对比度镜片的受试者视力均保持稳定且视力平均优于 1.0（20/20）。在视力干扰方面，受试者通过问卷对眩光、光晕和视物模糊的情况给予了评价。评价报告显示在 24 个月时受试者有轻微视觉影响，尤其是光晕，但大多数受试者将其评为"不严重"或"轻微""完全不讨厌"或"轻微讨厌"。

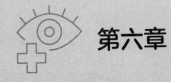

第六章

低浓度阿托品在近视管理应用中的相关问题

一、有效性

192 低浓度阿托品滴眼液控制近视度数增长的效果如何?

答 阿托品滴眼液控制近视度数增长的效果呈现浓度依赖效应。高浓度阿托品滴眼液对近视的控制效果可高达60%~96%,但高浓度阿托品滴眼液存在严重畏光、近视力下降等不良反应,且停药后反弹效应高。

为兼顾阿托品滴眼液的有效性和安全性,更适宜浓度阿托品滴眼液的近视防控效果被更多地关注和研究。在国际和国内,0.01%、0.02%、0.025%和0.05%阿托品滴眼液均被观察,0.01%阿托品滴眼液具有良好的延缓近视进展效果,且与高浓度阿托品滴眼液相比,具有最小不良反应和停药后最小反弹效应,目前被认为是比较合适的使用浓度。

低浓度阿托品滴眼液可以有效控制近视,但并不是选择了低浓度阿托品就等于近视度数一定会得到控制。近视增长受多因素影响,改善用眼习惯、用眼时长、用眼距离、光照、户外运动时间以及眼部调节功能等均可影响近视度数的变化。必要的联合防控才能有效控制近视度数的增长。

针对每一个个体儿童,需要根据儿童的具体情况,与医师共同分析和选择使用浓度和方法。

二、机制

193　使用低浓度阿托品滴眼液为什么可以控制近视度数的增长?

答　低浓度阿托品控制近视度数增长的作用机制还不明确。目前有以下几种学说:

① 调节紧张学说:阿托品通过放松调节张力、解除调节紧张达到控制近视效果。

② M 受体学说:阿托品直接作用于视网膜和巩膜 M 受体,阻止巩膜成纤维细胞增殖和眼轴增长。

③ 光照学说:阿托品使瞳孔扩大,导致接受光能量增加,从而限制眼轴增长。

④ 炎症学说:近视与慢性炎症相关,阿托品可以减少眼球壁周围炎症反应,从而控制近视度增长。

⑤ 血氧学说:阿托品的血管扩张作用促进脉络膜增厚、通过提高血流灌注增加眼球壁供氧,从而控制近视度数增长。

三、安全性和不良反应

194　低浓度阿托品滴眼液安全吗? 使用后有不良反应吗?

答　经循证医学验证,在青少年近视防控过程中,遵医嘱合理使用低浓度阿托品滴眼液是安全的。

目前在 0.01% 阿托品滴眼液防控近视进展的研究中，未发现与药物使用相关的严重全身不良反应，眼部不良反应症状轻微、发生率较低，并且会随着用药时间延长逐渐耐受。

0.01% 阿托品滴眼液应用后可能出现的不良反应如下：

❶ 瞳孔散大、畏光反应：瞳孔散大（较用药前散大 0.5~1.0 mm）比较常见，用药 4 个月后瞳孔大小趋于稳定，停药 2 个月后逐渐恢复。在正常的室内或日常室外光线下，用药儿童没有明显畏光反应。在明亮环境下，大约 24% 的儿童用药 2 周内出现畏光反应，部分儿童在 4 个月时症状消失，部分儿童症状持续存在，但可耐受。

❷ 调节力下降：部分儿童有调节力下降，在停药 2~4 个月后恢复。一些儿童用药后 2~4 周出现轻微的近视力下降，可随着用药时间的延长逐渐缓解。

❸ 刺激性反应：少数儿童会出现流泪或眼部刺痛等不适，部分可在用药几天后自行缓解。

❹ 过敏反应：临床应用过程中过敏反应比较少见，发生率小于 6.4%，常在阿托品滴眼液应用 2 周内发生，表现为眼部瘙痒、灼热，眼睑肿胀和眼周发红等。

195 低浓度阿托品滴眼液会引起眼压升高和青光眼吗？

答 目前没有关于低浓度阿托品滴眼液诱发青光眼发作的报道。

青光眼患者或有青光眼倾向（浅前房、房角狭窄等）的儿童禁忌使用低浓度阿托品滴眼液，以防瞳孔散大诱发闭角型青光眼发作。目前还未发现 0.01% 阿托品滴眼液的应用与眼压升高存在风险关系。特别需要注意，在临床应用中可见到极少数儿童在使用后出现短暂眼压升高，所以对于眼部结构正常的使用者，也需定期观察眼压变化。关于眼压和阿托品滴眼液应用的关系仍需要进一步研究观察。

四、适应证和禁忌证

196 几岁可以开始使用低浓度阿托品滴眼液？是否有年龄限制？

答 根据目前的使用经验和业内共识，低浓度阿托品滴眼液的使用年龄为 4~18 岁。目前文献报道使用人群年龄为大于 6 岁，对于小于 6 岁的儿童，用药需要更加严格的监控和随访。18 岁以后，如近视仍较快进展或用眼负荷仍较大，可考虑适当延长用药时间。

197 什么情况下需要考虑使用低浓度阿托品滴眼液控制近视度数增长？

答 阿托品滴眼液是处方药，不可在家自行使用，务必在医师指导下使用。

① 具有近视度数快速增长危险因素的儿童，比如，有高度近视家族史、发病年龄小于 8 岁、发病时近视度数较高。

② 近视度数每年增长超过 -0.50 D，同时伴有快速增长的危险因素。

③ 眼轴增长超过每年 0.3~0.4 mm，同时伴有快速增长的危险因素。

198　使用低浓度阿托品滴眼液儿童的家长需要注意什么？

答 ❶ 学习和了解低浓度阿托品滴眼液的使用方法和注意事项。

❷ 了解药物作用机制，了解用药后可能出现的症状和风险。

❸ 与医师配合认真观察儿童用药后的反应。

❹ 定期、及时按医师要求回到医疗机构复查，并积极与主管医师交流。

199　什么情况下不能使用低浓度阿托品滴眼液？

答 首先不建议盲目自行使用低浓度阿托品滴眼液，需在医师指导下，评估使用的安全性和有效性后才能开始使用。

如下情况不能使用低浓度阿托品滴眼液：

❶ 对莨菪碱成分过敏（之前使用阿托品类药品时过敏）。

❷ 患青光眼或有青光眼倾向（浅前房、房角狭窄等）。

❸ 患颅脑外伤、心脏病（特别是心律失常、充血性心力衰竭、冠心病、二尖瓣狭窄）。

❹ 调节力低下。

❺ 有低色素类疾病（如白化病）。

❻ 有眼部急性炎症时等痊愈后再使用。

❼ 其他患病期间不适用，待痊愈后咨询医师后再使用。

五、使用规范

200 常规控制方法不理想时是否考虑加用低浓度阿托品滴眼液？

答 可以考虑。

患儿有近视家族史、近距离用眼时间长和强度高、户外活动时间短、开始发生近视时年龄小、既往进展速度快、初始近视度数高、配戴离焦框架眼镜甚至配戴角膜塑形镜半年眼轴增长 0.2～0.3 mm 以上者，可考虑加用低浓度阿托品滴眼液。具体使用时间和方法须有医师指导。

201 还没有发生近视或远视储备不足的儿童是否需要预防性使用低浓度阿托品滴眼液？

答 这个问题在业内有一定争议，目前大多数专家不建议低浓度阿托品滴眼液用于非近视儿童和没有近视快速增长证据的儿童。

主要考虑的因素有：

❶ 目前缺乏对低浓度阿托品预防近视的有效性和安全性的循证医学证据，目前的研究和共识不能证明低浓度阿托品滴眼液对预防近视的价值。

❷ 从低浓度阿托品滴眼液的药物机制来说，存在畏光、近视力下降、调节功能下降等副作用，所以不建议在没有用药指征的情况下用药。

202　使用低浓度阿托品滴眼液之前需要了解什么?

答 ❶ 目前循证医学证实低浓度阿托品滴眼液可以有效控制近视度数的快速增长。

❷ 不同个体控制近视度数增长的效果不同,存在个体差异。

❸ 低浓度阿托品滴眼液只能延缓近视度数的增长速度,不能逆转近视,也不能改善视力。

❹ 需遵照医嘱规范、持续使用,并定期随访复查。

❺ 不要自行随意停药,有规律地持续用药才能保持良好的控制疗效,保持最小的反弹效应。

❻ 用药过程中可能发生不同程度不良反应,如刺激性反应、看近不清晰、畏光、过敏反应,如遇到问题需要及时就医。

❼ 需要在同时配戴眼镜(各种不同的矫正眼镜)的前提下使用。

❽ 用药同时注意保持良好的用眼习惯,如减少近距离用眼的强度和时间、增加户外活动时间、改善坐姿和环境照明。

203　低浓度阿托品滴眼液的正规使用方法是什么?

答 通过认真的眼部健康检查,确定近视儿童适合使用低浓度阿托品滴眼液,并和家长充分沟通,获得家长的理解和同意后才能使用。

推荐使用方法:

每晚睡前1次,每次每眼各1滴。

清洗双手，头部后仰。示指拉开下眼睑，将滴眼液滴至外眼角结膜囊内。滴药后用手指压迫泪囊区1分钟，以减少药物的全身吸收。

如果儿童对0.01%阿托品滴眼液反应不佳，可与医师充分交流，增加滴药次数或提高滴眼液浓度。

用药期间严格按时随访复查，监控用药过程中的疗效和不良反应。

204 低浓度阿托品滴眼液使用后随访复查频率和注意事项是什么？

答 建议第一次复查时间为用药后1~2周，以后每3个月复查一次。

① 第一次复查的主要观察点

（1）刺激症状，皮疹、痒感等过敏症状。

（2）是否有畏光和看近不清晰等。

（3）眼压和眼表状态。

（4）瞳孔大小和对光反应。

（5）全身症状评估，如面色潮红、头痛、心脏病及泌尿系统症状。

② 每3个月复查的观察点

（1）最佳矫正视力（包括远、近视力）。

（2）眼前节健康状况，瞳孔大小和对光反应，调节功能，屈光度。

（3）泪液情况。

（4）眼轴长度。

（5）每半年需要根据具体情况检查眼底。

每次复查后均需和医师一起分析儿童用药的疗效和安全，如眼压、瞳孔、泪液和调节力等是否受药物影响，并商讨解决方案。每次复查均需检查儿童的眼轴和近视度数，和医师一起探讨近视防控疗效，并计划接下来 3 个月的注意事项。

205 用低浓度阿托品滴眼液控制近视度数的发展时，如何调整药物浓度和使用方法？

答 低浓度阿托品滴眼液有明显的浓度依赖，年龄越小，对低浓度阿托品滴眼液越不敏感。所以年龄越低，近视发展风险越大，选择的低浓度阿托品滴眼液的浓度越高。

选择原则是平衡最低浓度、最小副作用和最好疗效。

可以首先选择 0.01% 阿托品滴眼液每天晚上 1 次，每次 1 滴。观察 3~6 个月后，根据儿童使用的疗效和副作用情况与主管医师商量选择增加浓度、使用频率和改变滴药时间（如每天早晨滴药）。

206 使用 0.01% 阿托品滴眼液 3 个多月，效果不好，可以换成更高浓度吗？

答 如果使用 0.01% 浓度阿托品滴眼液 3 个月以上，近视度数仍然快速增长，可以根据儿童具体情况与主管医师商量调整使用方案。

需明确，生活管理是最主要和最有效的控制方法。

① 分析近 3 个月儿童的用眼和生活习惯，如课业负担、户外活动、睡眠时长、坐姿和饮食、光照。

② 进行全面的眼部检查。

③ 与主管医师进一步交流、分析，确定下一步用药方案。

④ 调整使用频率（2次/天）、使用时间（早、晚一次）和使用浓度（0.02%或更高浓度）。

⑤ 联合使用其他近视控制方法来提高近视控制效果（如联合使用角膜塑形镜）。

六、停药

207 低浓度阿托品滴眼液可以用多久？2~3年以后还可以继续使用吗？需要注意什么？

答 低浓度阿托品滴眼液使用的时长并不是停药的唯一指征。目前的研究证明，低浓度阿托品滴眼液连续使用3~5年仍然可以获得较好的有效性和安全性。

所以低浓度阿托品滴眼液使用2年是否停药还要考虑儿童的年龄和近视增长的风险。如果滴药时长满2年，评估儿童年龄已经在青春期后期（比如大于13岁），近视增长速度趋于平缓，可以考虑停药，但需要继续观察眼轴和屈光度变化。如果儿童年龄较小，近视发展速度快，可以延长滴药周期到3~5年。

滴药大于3~5年可以尝试停药。不可突然停药，须逐渐减少用药频率和浓度，观察近视进展情况。如果发现停药后近视增长速度每年大于 -0.75 D 或眼轴增长速度每年大于 0.3 mm，同时儿童在使用低浓度阿托品滴眼液期间近视控制良好，可以考虑再增加2~3年的使用，直到儿童青春期后期。

具体停药方法请与主管医师共同决定。

---

208 停止使用低浓度阿托品滴眼液后，近视度数会有"报复性"快速增长吗？

答 阿托品滴眼液在长期使用突然停药后均可能出现一定的反弹效应，表现为近视度数和眼轴的增长速度重新增加。

临床观察资料显示，浓度越低，近视反弹越少，0.01%阿托品滴眼液的反弹效应最小。

反弹效应是停药时机难以确定的主要原因。反弹效应与停药年龄、用药时的近视进展率、用药前近视度数及眼轴长度有关。停药时年龄大，用药期间近视进展率低，用药前近视度数高、眼轴长，停药后出现反弹效应小。

准备停药前，需进行全面的眼睛检查，和医师一起对近视防控疗效和预后做出全面的评估，在医师的指导下逐渐减量，将反弹效应降到最小。

---

209 停药后近视进展仍快者还可以恢复用药吗？

答 对于停药后近视进展反弹明显者，需要返回医院进行详细的检查，和医师一起分析反弹的原因，比如生活习惯、用眼负荷、近期睡眠状态、身体情况、双眼调节力情况。对于近视进展量达到或超过每年 -0.50 D 者，可重新开始用药治疗。

210 严格按照低浓度阿托品滴眼液的使用方法使用，控制效果不好怎么办？

答 用药控制近视效果不佳可以考虑增加浓度，或者联合使用其他方法来控制近视发展。对用眼习惯良好、规范用药者，如 0.01% 阿托品滴眼液应用应答不佳，且拒绝提高用药浓度、拒绝联合其他控制方式者，建议停用。

七、注意事项

211 使用低浓度阿托品滴眼液需要注意什么？

答 在决定使用低浓度阿托品滴眼液控制近视之前，需进行规范的眼部检查，进行危险因素评估，与医师进行充分交流，和医师的意见达成一致后，由医师开具低浓度阿托品滴眼液处方和诊断建议。在使用低浓度阿托品滴眼液过程中需要严密随访观察。观察用药反应和近视防控效果，并及时处理可能出现的不良反应。

近视儿童家长需知晓以下注意事项：

① 建议凭处方至规范医疗机构购买，不建议自行配制。

② 用药时机、用药频率、用药浓度、停药时机及方式等需在临床医师指导下根据具体情况选择合理方案。

③ 低浓度阿托品滴眼液对不同个体的控制疗效不同，存在个体差异，不与其他人比较。

④ 低浓度阿托品滴眼液的应用是为了延缓近视度数的

快速增长，不能改善视力，也不能使近视度数停止增长。

⑤ 用药过程中可能发生不同程度不良反应，如刺激性反应、看近不清晰、畏光、过敏反应，遇到任何问题都需要及时就医。

⑥ 用药过程中，仍然需要配戴眼镜（框架眼镜、角膜塑形镜等）。

⑦ 用药过程中，需注意保持良好的用眼习惯和生活习惯，如保证睡眠时长，端正坐姿，不偏食、不挑食。减少近距离用眼的强度和时间、增加户外活动时间、改善环境照明。

参考文献

[1] 张敏，何光华. 调节、离焦与儿童近视关系的研究进展（续）. 中国斜视与小儿眼科杂志，2015，23（01）：48.

[2] 戴薇，付晶. 近视与间歇性外斜视交互影响的机制及关键临床科学问题. 中国斜视与小儿眼科杂志，2020，28（01）：36-38.

[3] 桑慧颖，张鑫. 角膜塑形术矫正近视的疗效观察及护理干预. 实用临床医药杂志，2014，（6）：98-100.

[4] 张钰. 角膜塑形镜没那么"神". 大众健康，2018，（8）：24.

[5] 孙璐，宋红欣. 重视青少年角膜塑形镜的规范验配、正确护理及并发症的治疗. 中华眼科医学杂志（电子版），2019，9（6）：321-327.

[6] Wang S, Wang J, Wang N. Combined orthokeratology with atropine for children with myopia: A meta-analysis. Ophthalmic Res，2021，64(5): 723-731.

[7] Chen Z, Huang S, Zhou J, et al. Adjunctive effect of orthokeratology and low dose atropine on axial elongation in fast-progressing myopic children-A preliminary retrospective study. Cont Lens Anterior Eye，2019，42(4): 439-442.

[8] Wu J, Zhang X, Wang L, et al. Altering optical zone diameter, reverse curve width, and compression factor: impacts on visual performance and axial elongation in orthokeratology. Cont Lens Anterior Eye，2024，47(3): 102136.

[9] Kakita T, Hiraoka T, Oshika T. Influence of overnight

orthokeratology on axial elongation in childhood myopia. Invest Ophthalmol Vis Sci, 2011, 52: 2170－2174.

[10] 王娜. 角膜塑形镜常见问题. 开卷有益（求医问药）, 2023,（1）: 49-50.

[11] 辛丽娜，李雪梅，杨红，等. 角膜塑形镜矫正青少年近视的护理与疗效分析. 黑龙江医药，2023，36（3）: 731-734.

[12] 靳慧霞，陈霞. 长期配戴角膜塑形镜对青少年视觉质量及细菌感染发生的影响. 中国学校卫生，2022，43（12）: 1847-1850.

[13] Wu YT, Willcox M, Zhu H, et al. Contact lens hygiene compliance and lens case contamination: A review. Cont Lens Anterior Eye，2015，38(5): 307-316.

[14] Wu YT, Willcox MD, Stapleton F. The effect of contact lens hygiene behavior on lens case contamination. Optom Vis Sci，2015，92(2): 167-174.

[15] 杨琳娟，张小玲，李文静. 青少年近视配戴角膜塑形镜前后眼轴长度的变化. 国际眼科杂志，2019，19（5）: 830-833.

[16] 李昆，彭娟，马建洲. 角膜塑形镜治疗青少年近视的临床观察. 国际眼科杂志，2019，19（9）: 1626-1628.

[17] 谢培英，王志昕，迟蕙. 少年儿童近视的长期角膜塑形疗效和安全性观察. 中国斜视与小儿眼科杂志，2008，16（4）: 145-152.

[18] Carnt N, Hoffman JJ MBBS, Verma S, et al. Acanthamoeba keratitis: confirmation of the UK outbreak and a prospective case-control study identifying contributing risk factors. Br J Ophthalmol，2018，102(12): 1621-1628.

[19] Taher EE, Méabed EMH, Abdallah I, et al. Acanthamoeba keratitis in noncompliant soft contact lenses users: Genotyping and risk factors, a study from Cairo, Egypt. J Infect Public Health, 2018, 11(3): 377-383.

[20] 陈俊英. 论角膜塑形镜在青少年近视防治中的应用与护理. 临床医药文献电子杂志, 2018, 5（47）: 196-197.

[21] 张晋涛, 张冬, 惠玲. 硬性透氧性角膜接触镜的配戴与护理. 中国临床研究, 2013, 26（3）: 292-293.

[22] 陈艳琼, 罗芳娴, 罗超, 等. 角膜塑形镜治疗青少年近视的疗效观察及护理. 护理学杂志, 2012, 27（12）: 3839.

[23] Hiraoka T, Mihashi T, Okamoto C, et al. Influence of induced decentered orthokeratology lens on ocular higherorder wavefront aberrations and contrast sensitivity function. J Cataract Refract Surg, 2009, 35(11): 1918-1926.

[24] Wang A, Yang C. Influence of overnight orthokeratology lens treatment zone decentration on myopia progression. J Ophthalmol, 2019: 1-7.

[25] 徐万柏, 刘正聪, 赵海曼. 角膜塑形镜的适应症与验配. 中外健康文摘, 2012, 09（5）: 107-108.

[26] 张姝贤. 角膜塑形术及其临床应用. 武警后勤学院学报（医学版）, 2017, 26（8）: 725-728.

[27] 李清波. 角膜塑形镜验配流程专家共识（2021）解读. 中国眼镜科技杂志, 2022,（4）: 131-135.

[28] 谢培英. 角膜塑形术治疗高度近视眼及散光值得关注. 中华眼科杂志, 2015, 51（1）: 8-10.

[29] 毛欣杰, 吕帆. 角膜塑形术的安全因素不容忽视. 中华眼视

光学与视觉科学杂志，2016，18（2）：69-71.

[30] 郑丽静，徐一旃. 角膜塑形镜复查及随访的重要性. 健康世界，2020，27（1）：36-37.

[31] 眼轴长度在近视防控管理中的应用专家共识（2023）. 中华实验眼科杂志，2024，（1）：1-11.

[32] 卢为为，连燕，俞潇灵，等. 停止配戴角膜塑形镜后眼部参数的变化及相关性. 中山大学学报（医学科学版），2019，40（5）：796-801.

[33] Huang J, Wen D, Wang Q, et al. Efficacy comparison of 16 interventions for myopia control in children: A network meta-analysis. Ophthalmology，2016，123：697-708.

[34] 中华医学会眼科学分会眼视光学组，中国医师协会眼科医师分会眼视光专业委员会. 低浓度阿托品滴眼液在儿童青少年近视防控中的应用专家共识（2022）. 中华眼视光学与视觉科学杂志，2022，24（6）：401-409.

[35] Ilia A, Chua WH, Cheung YB,et al. Atropine for the treatment of childhood myopia: safety and efficacy of 0.5%, 0.1%, and 0.01% doses (Atropine for the Treatment of Myopia 2). Ophthalmology, 2012, 119(2): 347-354.

[36] Wang W, Zhang F, Yu S, et al. Prevention of myopia shift and myopia onset using 0.01% atropine in premyopic children-a prospective, randomized, double-masked, and crossover trial. Eur J Pediatr, 2023, 182(6): 2597-2606.

[37] 钟红，陈春明. 角膜塑形镜联合低浓度阿托品滴眼液对青少年轻中度非病理性近视控制效果临床观察. 实用防盲技术，2023，18（3）：113-116.

[38] Wu TE, Yang CC, Chen HS. Does atropine use increase intraocular pressure in myopic children? Optom Vis Sci, 2012, 89(2): E161-167.

[39] 阚晶华，席瑞洁，王佳薇，等. 低浓度阿托品滴眼液对青少年近视防控效果的研究进展. 中国斜视与小儿眼科杂志，2023，31（3）：47-48.

[40] 孙恒，胡竹林，郭立云，等. 低浓度阿托品眼液的眼部药效和不良反应比较. 中国实用眼科杂志，2018，36（3）：239-242.

[41] 刘姗，王海伟，田沫，等. 低浓度阿托品不同给药方式治疗青少年近视有效性及安全性的临床研究. 中国斜视与小儿眼科杂志，2022，30（1）：15-18.

[42] 曹文竹，席淑新. 滴眼药水操作的相关研究进展. 护士进修杂志，2016，31（16）：1457-1459.

[43] 郑卓涛，张凌月，封炎，等. 低浓度阿托品滴眼液对近视儿童青少年视网膜与脉络膜厚度及微循环的影响. 眼科新进展，2023，43（11）：887-892.

[44] 郑卓涛. 基于 OCTA 的低浓度阿托品滴眼液控制近视的研究. 南昌大学医学部，2022.

[45] 王钰靓，瞿小妹. 近视干预中阿托品滴眼液的临床应用与机制研究进展. 中国眼耳鼻喉科杂志，2021，21（3）：216-220.

[46] 张铎幸，魏士飞，王宁利. 阿托品控制近视进展及作用机制研究现状. 中华实验眼科杂志，2022，40（6）：594-598.

[47] 李元元，杨灵萍，卢奕峰. 阿托品滴眼液干预青少年初发近视的 5 年纵向分析. 中国斜视与小儿眼科杂志，2007，15（3）：97-100，123.

[48] 钟梅，吕勇，符爱存，等. 质量分数 0.01% 和 0.02% 阿托

品滴眼液对近视儿童瞳孔直径和调节幅度影响的一年随机、双盲、临床对照试验. 中华实验眼科杂志，2019，37（7）：540-545.

[49] 童浩海，刘虎. 2022 年美国眼科学会屈光不正临床实践指南解读. 中华实验眼科杂志，2024，42（4）：367-371.

[50] 阚晶华，席瑞洁，王佳薇，等. 低浓度阿托品滴眼液对青少年近视防控效果的研究进展. 中国斜视与小儿眼科杂志，2023，31（3）：47-48.

[51] Upadhyay A, Beuerman RW. Biological mechanisms of atropine control of myopia. Eye Contact Lens, 2020, 46(3): 129135.

[52] Mathis U, Feldkaemper M, Wang M, et al. Studies on retinal mechanisms possibly related to myopia inhibition by atropine in the chicken. Graefes Arch Clin Exp Ophthalmol, 2020, 258(2): 319333.

[53] Smith EL，谢培英. 视网膜对比度信号对近视控制作用的研究进展. 中华眼科杂志，2023，59（6）：488-491.

[54] Fawcett SL, Wang Y-Z, Birch EE. The critical period for susceptibility of human stereopsis. Invest Ophthalmol Vis Sci, 2005, 46(2): 521-525.

[55] Smith EL, Hung L-F. Form-deprivation myopia in monkeys is a graded phenomenon. Vision Res, 2000, 40(4): 371-381.

[56] SGV data on file 2021. Control of myopia using peripheral diffusion lenses: efficacy and safety study, 24-month results (n = 256, 14 North American sites).